マクロビオティックが幸福をつくる

久司道夫

SEIKO SHOBO

はじめに

マクロビオティックはなぜ、体だけでなく心にも作用するのか

本書は、先に上梓《じょうし》した『マクロビオティックをやさしくはじめる』（以下、『やさしくはじめる』）の姉妹編といえる本です。それも、前作が妹であり、本書はそのお姉さんといった内容です。

『やさしくはじめる』では、マクロビオティックに対する私のかかわりから筆を起こし、マクロビオティックの概要、アメリカにおけるマクロビオティックの普及運動、正しい食の原理、食と病気（体調不良や心の不調を含む）との関係、そしてマクロビオティックを活用した症状別アプローチ（食事療法）までを、どなたにも理解しやすいように解説しました。いわばマクロビオティックの入門書といえる内容です。

そうした位置づけで、私はマクロビオティックのベースとなっている基本的な考え方

を、「これだけは知っておいてもらいたい」というレベルで、つまり、入門するための基礎知識を理解していただくための必要最小限の範囲で書き記しました。

それは主に、私たちを生みだし、かつまた、私たちの生命に根源的な影響を与えつづける「宇宙の秩序」についてであり、その原理を理解するための「陰陽」という根本思想についてです。

ただ、マクロビオティックを単なる〝健康食〟としてだけ認識していた方には、少々意外な内容であり、それだけに、とまどった方がいらっしゃるかもしれません。あるいは、その内容についてさらに深く知りたい、と思われた方もいらっしゃるでしょう。また、マクロビオティックについてある程度ご存じの方には、私が常々語っていることの基本部分しか触れていなかったため、物足りなさを感じられたのではないでしょうか。

ちなみに、マクロビオティックをすでに実践している方や、これからはじめようとしている方たちからは、マクロビオティックの基本思想やそのよって立つ事柄について、もっとわかりやすく、もっと統括的に説明してほしいとの要望が数多く寄せられています。

本書は、そうした要望にお応えするためにつくりました。それは結果として、『はじめる』をお読みいただいた方たちのとまどいを解消し、同時に、もっと知りたいという方たちの向上心を満足するものとなるはずです。
　したがって本書には、なぜマクロビオティック食が人間の「心身両面にわたる健康と幸福」をつくるのか、その基底に横たわる真実の実相を簡明平易に述べるよう心がけました。それとともに、読者には、なぜマクロビオティックの実践と継続、そしてその普及によって、家庭が、社会が、そして世界全体が安寧《あんねい》と平和を回復するのかも、きっと理解していただけるでしょう。
　個人の幸福から世界の平和までをもつらぬく、広大無辺なマクロビオティックの世界。その全体像を本書で描いていきたいと考えています。

　また本書は、二〇〇四年の夏に私が日本に帰国したおり、私のマクロビオティック理論に関心と理解を示してくださり、熱心な議論を交わしたお二人の国会議員、下村博文氏、末松義規氏の熱意のたまものであることを書き添えておきます。日本と世界の現状を憂えるお二人との議論に触発された内容は、とりわけ本書の後半で展開していくつもりです。

　マクロビオティックは、現在アメリカを中心に世界中で約四〇〇〇万人の人たちが実践し、肉体的健康の維持・増進だけではなく、精神的なやすらぎとしあわせとを享受《きょうじゅ》していています。読者にはぜひ、本書を通じて「宇宙の秩序」と「陰陽の思想」に直感的な理解を届かせ、マクロビオティックの実践によって心身の健康と幸福を実感していただきたい、私は心よりそう願っています。

二〇〇五年四月　ボストンにて

久司《くし》道夫《みちお》

マクロビオティックが幸福をつくる◉もくじ

第Ⅰ章　生命と人類の歴史、そして食

第2章　宇宙を支配する陰陽の法則

第3章　食事の原理と正しい取り組み

第4章　危機的状況にある世界の諸国家・諸国民

第5章 なぜ日本が世界をリードできるのか

第6章 マクロビオティックと日本、その使命と貢献

装幀――フロッグキングスタジオ
カバー写真撮影――高橋昌嗣

序章

幸福をつくるためのマクロビオティックな生き方

マクロビオティックの根本にある「陰陽の思想」

マクロビオティックは、けっして単なる健康食ではありません。

また、菜食主義を掲げているわけでも、禁欲的な食生活を勧めているわけでもありません。

というのも、マクロビオティックは、何ものにもとらわれ縛《しば》られないが、それでいてそれ自体が原理であるという「陰陽《いんよう》の思想」にこそ基づいているからです。

私たちを支配し、私たちを律し、私たちを照らしだす「宇宙の秩序」は、陰陽の思想を通じてのみ私たちの前に姿をあらわします。

いや、宇宙の秩序とは陰陽そのものであるといえるでしょう。

*

陰陽の思想は人間の欲望を肯定します。

ただ、際限のない欲望を戒《いまし》めるだけです。

陰陽の思想は伸びやかな自由を尊びます。

鋳型《いがた》にはめた自由の観念や因習《いんしゅう》にまみれた自由の観念を正しくします。

陰陽の思想は人間を幸福に導《みちび》きます。

幸福を他のすべての人々と共有しようとしない人間には同情するだけです。

陰と陽は対立し、また相補います。

小は小なるがゆえに大となり、大は大なるがゆえに小となります。

弱は弱なるがゆえに強となり、強は強なるがゆえに弱となります。

つねに変化してやまないこの世界の、こうしたダイナミックなありさまを明らかにするのが陰陽の思想なら、その変転を正しく説明できるのも、また陰陽の思想なのです。

＊

陰陽の思想を「食」の世界に適用すれば、「正しい食」（正食《せいしょく》）が見えてきます。

「正食」とは、私たちの生きる環境に対して陰と陽のどちらかが過剰にもならず不足もせず、この二つをみごとにバランスさせ融合させる「食」のことです。

マクロビオティックは、この「正食」を通じて宇宙の秩序に調和するための実践であり、運動であり、思想の体系なのです。

ですから、マクロビオティックによって心身の健康と幸福をつくるためには、私たちはいったん、陰陽の思想に降り立たなければなりません。

そして、その深い部分を見つめると、私たちは次のことが理解できるでしょう。

◇――「正食」が肉体と精神の調和を形づくる

地球というこの小さな惑星の上で生命を授かった人間は、宇宙の無限大から見れば、一個の素粒子の動きと大差ないほど、ごくごく小さな、ほんの微小《びしょう》な存在です。幾何学的、数学的無限小の一点といってもいいでしょう。

その生命は、宇宙の秩序によって生まれ、変化し、動き、衰え、消えてゆきます。

私たちの生命は、宇宙の秩序に支配される弱々しい一つの波動《はどう》にしかすぎません。

しかし、宇宙と人間とに関するこうした認識は、私たちを虚無《きょむ》に誘《いざな》うのではなく、傲《ごう》慢《まん》と利己心を戒めてくれます。

私たちに無力を悟《さと》らせるのではなく、存在の微小さを克服する契機と勇気とを与えてもくれます。

そして、絶望やあきらめではなく、宇宙と自分とを行き来する遠大なる視野と思考の大切さを教え、心の狭い考え方や固定観念、古い枠組みを乗り越える、自由でフレキシブルな発想と行動へと導いてくれるのです。

＊

微小で弱々しくはかない存在であるからこそ、私たちは大いなる宇宙の秩序と調和し、自然の摂理《せつり》と共鳴しあうことを求めずにはおれません。

それらと一つになることができたとき、私たちは肉体と精神の両面にわたる健康を自覚し、その健全な心身に根ざした利他的な愛と森羅万象《しんらばんしょう》に対する感謝の気持ちとが、自分の内から湧きでてくるのを感じとるでしょう。

逆に、宇宙の秩序、自然の摂理との調和ができなかったとき、私たちは肉体と精神とに何らかの不調をきたすのです。

この調和を形づくる源が、「正食」にほかなりません。

なぜなら、私たちは宇宙からの地球に向かう求心的な「天のエネルギー」と、地球から宇宙に向かう遠心的な「地のエネルギー」とによって活性化されていますが、その二つのエネルギーを結び合わせるのが「食」だからです。

「食」が正しければ、天のエネルギーと地のエネルギーはみごとにまじわり、私たちの肉体と精神を宇宙の秩序との調和に導いてくれます。

そのとき、私たちの人間性や精神性は自然と高まっていくでしょう。

その高まりのなかで、私たちは物質や我欲に凝りかたまった生き方から自分を解き放ち、永遠の平穏と自由、人間的な豊かさと智恵を獲得するのです。

＊

再度、繰り返します。

この「正食」のことを、そして「正食」にかかわる思想、実践、運動の体系を、私たちは「マクロビオティック」とよんでいます。

ですから、マクロビオティックな生き方とは、「正食」を通じて大いなる宇宙の秩序を理解し、それをありのままに受け容れることによって、人間一人ひとりの――自分と自分以外のすべての人々の幸福を、ともに、分かつことなく、限りない愛と慈しみをもって、つくりあげていくことにほかならないのです。

マクロビオティックの「9つの基本精神」

マクロビオティックな生き方の基本精神は、次のようになるでしょう。

それは、以下の九つの要件から成り立っています。

❶ 宇宙の秩序を無条件に受け入れる

感覚や感情、知性や社会的意識は、時として私たちに誤った観念をもたせることがあります。私たちは、自分がいつまでも生きるかのように思いながら生き、社会が永遠に発展しつづけると思い、愛も友情もずっと持続するものだと信じてはいないでしょうか。

また、なにかにつけて、是非、善悪、美醜《びしゅう》、禍福《かふく》といった相対的な判断をいつもしています。ものごとの価値を相対的に判断して私たちが安心してしまうのは、有限である人間世界の価値に縛《しば》られ、私たちに無限の過去と未来が見えていないからにほかなりません。

相対的な価値など、時とともに滅びてしまうさだめにあるといえるでしょう。カネ、富、地位、名声……、価値あるとされてきたものはすべて、いつしか消え去ってしまうのです。企業も国家もすべて消え去ってしまうのです。

はかない相対世界を超えるために、私たちは永遠に不変の宇宙の秩序に限りない「信」をいだかなければなりません。生来もっている直観力を働かせ、宇宙の秩序をしっかりととらえていることが大切なのです。

❷ 教条主義を捨てる（なにものをも盲信しない）

相対世界、特に人間の社会は虚偽に満ちみちています。私たち自身に宇宙の秩序に関する理解と経験が不足しているために、世の中の相対的な感覚でものごとをとらえ、解釈したものを信じやすくなっているといえるでしょう。

教育、広告、宣伝などは、私たちがその真実を知らないことについて、ある特定のものを信じさせようとします。科学にしても宗教にしても、私たちがその真実を知らない世界を仮説や教義によってとにかく信仰せよ、といっているのです。

人間のつくった社会制度、組織、行政システムの概念もまた、科学や宗教と同様に信仰の世界といえるでしょう。他人がつくりあげた理論や仮説を、そのまま信じてはいけません。というのも、その人たちが奏でる幻想、仮想や概念のために、私たち自身の自由を売りわたし、自らをその奴隷《どれい》にしてしまうからです。

何が明確であり、何が明確でないか、何が真実であり、何が偽りであるかを理解し、判断できるよう常に努め、本能的な直観力や洞察力ゆたかな、健康でなにものをも盲信しない精神を、自らの内に育てあげましょう。

❸ 自分自身の主人となる

私たちは、日々の行動において、私たち自身の判断力を常に磨きつづけねばなりません。人間としてこの世に生まれてきた以上、自分の行動に対してすべて責任をもたなければならないのです。

病気になるのは、宇宙の秩序に従って行動することを知らないためであり、間違った食事をしたり、間違った行動、間違った生活をするからです。不幸もまた、間違った判断に起因するといえるでしょう。

しかし、私たちはそれまでの誤った思考と行動を変えさえすれば、病気を健康に、不安を平穏に、そして不幸を幸福に転じさせることができるのです。ただし、他の人が私たち自身を変えることはできません。あくまで、自分の力で自らを変えてゆかねばならないのです。

ほかの人々から寄せられる忠告や示唆《しさ》、助言には感謝し、また尊重しましょう。それでも、最終的に自分の運命を決定するのは自分自身であることを忘れないでください。「私」はいつも「私の主人」でなければならないのです。

❹自分が無知であることを知る

日々の生活のなかで、私たちは自分自身を謙虚に反省すれば、私たちがどんなに無知であるかがわかってきます。

生命に対する無知、他人に対する無知、自分に対する無知、自然に対する無知、そしてあらゆるものについての無知……。私たちは、誰も明日に何が起こるかを知らず、一年後の運命を知らず、いつ死ぬかも知りません。どのようにして健康を保ち、幸福になったらよいのかも知りません。呼吸、飲食、思考、会話をどうすべきかについてすら、私たちは知らないのです。

そして、真実だと思うことがほんとうに真実なのか、善いと思うことがほんとうに善いことなのか、それさえもわかりません。私たちは、こうしたいと思ってしたことが反対の結果になって、果てしないジレンマに陥り、ついには失望の縁をさまよいつづける存在なのです。

私たちは、なぜこの世に生を受けたのかを知らないし、一生のあいだに何をなすべきかも知りません。私たちは常に無知であり、学べば学ぶほどますます無知になってゆくのです。

では、無知を克服するにはどうしたらいいのでしょう。それは自分が無知であることを知ることにほかなりません。「無知の知」こそ、生命とは何であるかを知り、私たちが何であるかを理解する契機であり出発点であるといえます。言い換えれば、自分が無知であることの深い反省こそが、私たちを真の幸福へと導くのです。

無知なるがゆえに、私たちは自分の身に起きることのすべてに責任をもたなければなりません。無知なるがゆえに、私たちは自分の生きている環境に適応しなければならないのです。人間であるがゆえに、私たちはこの受難ともいえる苦しさから逃げてはなりません。それをあまんじて受け容れることが、人間として成長し、精神性を高める試練となるでしょう。

身を低きにおいて、謙虚に慎ましく、ついには自らを無価値であり、自らの存在は無意義であると知ることが、完全な自由を得、幸福であるための真の近道なのです。つまり、「無」は「無限」そのものなのです。

❺ 私たちは私たちが食べるものである

自分の無知を知り、宇宙の秩序、自然の摂理に自らをまかせれば、私たちはおのずと次のようなことを理解するでしょう。つまり、食料として食べるものや、水、波動、空気として摂取するもの、さらには放射線、宇宙線などの形で私たちがとりいれるもののすべてが、私たち自身を変えていくということを。

私たちは、私たちが食べるものそれ自体なのです。私たちは、私たちが摂取するものの、そして私たちの環境の化身《けしん》（変化した姿）なのです。すなわち、私たちは、宇宙の顕現《けんげん》（明らかな現われ）ということです。

私たちは食べるがゆえに存在し、食べるがゆえに考え、食べるがゆえに動き、食べるがゆえに生きています。私たちが食べているものは、私たちの環境の一部です。ですから、私たちの体内組織のすべて——器官、神経、細胞、分子、原子——は外界からきたものであり、食べ物、つまり私たちの環境なくして生命現象はありません。

とりいれるものを変えることで、私たちは自身の肉体を、精神を、魂を、さらには社会を、文明、文化までをも変えることができるのです。逆にいえば、何か困難が起きたとしたら、私たちはまず自分の食べ物のなかにその原因を捜さねばなりません。

このことを知っている人は、自由を獲得した人として「自らの運命の主人」でいられます。しかし、これを知らない人は「社会の奴隷としての人生」を送ることになります。

❻困難に感謝しよう

この世は逆説的に進行し、変化するものです。たとえば、私たちが安楽を求めるとしましょう。すると、安楽は安易を生み、安易は弱さを生み、弱さは貧困を生み、貧困は困難を生みます。つまり、「安楽の追求は困難を生む」という逆説にたどり着いてしまうのです。

しかし、こうして困難に陥れば、私たちはその克服をめざし、安楽を求めてまた新たに再起するでしょう。貧困、病気、不幸、戦争、そして寒さや飢えといった苦しみは、私たちを肉体的にも、精神的にも強くします。つまり、困難がなければ発展もまたないのです。

困難を回避して現在の瞬間（刹那《せつな》）の安楽ばかり求めている者は、衰えてゆくしかありません。ですから、いかなる困難も歓迎し、それを自分の師として感謝しましょう。

登山にたとえれば、登り坂の苦労が大きければ大きいほど、頂上を窮《きわ》めたときの喜びも大きいものとなります。戦争が悲惨を極めれば極めるほど、平和が戻ったときの喜びはかりしれません。病気が重ければ重いほど、治ったときのありがたさは格別のものです。

まことに困難は幸福の母といえるでしょう。逆に、困難を回避することは不幸のもととなります。いつも幸福であるためには、私たちはあえて困難と逆境に身を投げ入れ、その克服に向けて、たえず自らを高めつづけなければならないのです。

❼ 敵は最上の友である

人はみな、同じ夢、同じ未来、同じ地球を分かちあう兄弟姉妹《けいていしまい》です。しかし、人々はそれぞれ違っており、そのなかには当然、好きな人や嫌いな人がおり、愛する人もいれば憎い人もおり、友もいれば敵もいることでしょう。

私たちはふつう、好ましい友だちと一緒にいるときには、心が安らぎ楽しく感じますが、嫌いな人や敵対する人と席を同じくしているときには、緊張と困難をおぼえるものです。私たちは、甘い言葉や慰《なぐさ》め、あるいは援助を与えてくれる人を友だちと見なしますが、こういう人たちとばかり生きてゆけば、温室育ちの植物のように弱くなってしまうでしょう。それではとても、自然や人工の猛威のなかで生きてゆくことはできません。

一方、私たちを非難し攻撃する敵は、私たちの思考を慎重にさせ、行動を注意深くさせることで、私たちを鍛《きた》えてくれます。つまり、敵の存在によって、私たちは肉体と精神の強さを育てることができるのです。

ですから私たちは、敵をありがたく思い、敵対してくる者に感謝しなければなりません。敵対的・対立的であるがゆえに、私たちにとってはなくてはならない存在なのです。敵はこちらに見えないものを見ています。こちらにないものをもっており、こちらの知らないことを知っています。ですから、敵こそ最上の友なのです。敵を友に変えることができれば、自分の幸福だけでなく、敵の幸福までも達成することができるでしょう。

❽ はじまりは終わりであり、終わりがはじまりとなる

人間の相対世界も含めた宇宙の無限の動きは、一つの状態から他の状態へと常に変化し、そしていつかは最初の状態に戻ってゆきます。陰は陽に、陽は陰に状態を変え、陰は陽を生み、陽は陰を生む——これが陰陽の法則であり、宇宙の秩序の大本《おおもと》です。これに従って、日の移り変わりは同じ明暗を繰り返し、一年は寒暖を繰り返し、銀河系も、太陽系も、地球も一定の周期をもって運動しています。

社会についても同じです。一つの社会がはじまり、そして終わり、再びはじまって、いつしかまた終わります。生命は誕生とともにはじまり、死でもって終わりますが、そ

の死から新しい生命がはじまるのです。あらゆる現象は外に向かって拡散し、最後には中心に向かって収縮していきます。しかし、そこから再び拡散を開始するのです。

このように、はじまりは終わりであり、終わりははじまりなのです。

登山を例にとってみましょう。山の麓《ふもと》から頂上に向かって登り、頂上に登りつめたらあとは下山するしかありません。社会における私たちも、これと同じだといえます。低いところにいれば頂上をめざすこともできますが、頂上に到達すればおのずと谷底に向かって下降してゆくしかないのです。

金持ちは貧乏人に、貧乏人は金持ちに、賢人は愚人に、愚人は賢人になり、病は健康を、健康は病を生み、戦争は平和に、平和は戦争に変わります。木が高ければそれだけ強く激しい風を受け、背丈の低い草木にはそれだけ風は優しくそよぎます。同様に、私たちが人の下にいれば、強い攻撃や手強い敵対者と出合うことはありません。低いところにいれば、そこから落ちる心配もないわけです。

以上のことから、私たちが学ばなければならないのは、成功しても尊大になって人を見くびったりせず、逆に、失敗したからといって卑屈《ひくつ》になって人をうらやんだりしないことです。

いま高みにある人は、謙虚な態度を忘れず、他人を尊重しなければなりません。一方、いま底辺にある人は、けっして絶望せず、大志を抱き、向上しつづけねばなりません。そうしてこそ、社会との調和が保たれるのです。

❾ 一粒万倍（いちりゅうまんばい）

宇宙と自然は、一から二を、二から三をというように、常に「多」を生みつづけています。絶え間ない分化と集合とが、宇宙の秩序なのです。

地球上に今日の豊かな自然の条件が維持されつづけるかぎりは、動植物は繁栄してゆくことでしょう。生物は必ず死に絶えるともいえますが、また必ずよみがえるともいえます。それがどんな次元でのことかは、私たちにはわかりません。ただ、この時点で確かなことは、この地球が自然の恵みの懐《ふところ》にいだかれているうちは、生物がたえず繁殖《はんしょく》してゆけるということです。

一粒の種は数百の種を生み、数百の種は数万の種を、数万の種は数百万の種を生むといいます。これこそ地球の自然の恵み、大地のエネルギーの最たるものでしょう。『報恩経《ほうおんきょう》』という書物には「一粒万倍《いちりゅうまんばい》」という言葉が記されています。これはもともと仏教用語で、たった一つの善根《ぜんこん》（善いおこない）から限りなく多くの善果《ぜんか》（善い報い）が得られることを意味しますが、「世間利を求むるは、田を耕す者より先なるはなし、一を種《う》えて万倍す」とあるとおり、同時に、一粒の種が万の種に増えることをいい、それを助ける自然の恩恵に感謝する言葉でもあるのです。

「一粒の麦もし死なずば……」の真意も、これに等しいといえます。私たちは自然の恵みに感謝するとともに、それを損なわないように利用し、一粒を万倍にして、その恵みを人々とともに分かちあわなければなりません。

*

こうした精神に基づくマクロビオティックな生き方、すなわち、大きな宇宙観にもとづく生き方、その実践と継続とが、私たちの幸福づくりの力となり、正しい案内役となるのです。

以上、みなさんはマクロビオティックに関するおおまかなイメージをつかみ、それを整えることができたと思います。ではさっそく、マクロビオティックのさらに深い意味を考えていきましょう。

第Ⅰ章

生命と人類の歴史、そして食

◇——マクロビオティックが人間を「健康と幸福」に導く

私たち人間は、限りなく広い宇宙によって生みだされ、「食」を媒介《ばいかい》として、自分たちを生みだした宇宙の秩序のなかで生きています。その「食」が宇宙の秩序と調和しているとき、私たちの心身もまたその秩序を感じ、それに応え、健康と幸福を自らの内につくりだすのです。

宇宙の秩序とは、ひと言でいうなら「陰陽の原理」です。ただし、その原理は固定的なものではなく、常にダイナミックな移り変わりを繰り広げています。したがって、宇宙の秩序と調和をとるには、陰陽という原理的かつダイナミックな視点が必要なのです。

マクロビオティックは、この陰陽の原理とダイナミックな視点から、さまざまな疾患の改善・克服に向けて、食事療法を核として多様なアプローチを展開し、数々の実績をおさめてきました。

とはいえ、マクロビオティックは食事療法による健康の増進や疾患の克服だけが目的なのではありません。正しい食の実践によって一人ひとりの人間から怒りや憎しみ、傲《ごう》慢《まん》さを取り除き、人としての心身の健康を回復させ、そのことを通じて世界に恒久的《こうきゅうてき》な平和を実現することこそ、運動としてのマクロビオティックの目的なのです。

以上のようなことを、私は本書の姉妹編である『マクロビオティックをやさしくはじめる』（以下、『やさしくはじめる』）に記しました。ただ、そこで紹介したさまざまな実践の思想的な背景や基本的な考え方を十分に述べていないため、読者には少しわかりづらかったかもしれません。

そこで、『やさしくはじめる』に書いたことのバックボーンともいえる内容を、本章から次章にかけて順次明らかにしていきたいと思います。というのも、それが理解されることによって、「宇宙の秩序」との調和に向けたマクロビオティックの本質、あるいは、マクロビオティックがめざす人間の幸福や世界の平和の内実が、正しく認識できるからなのです。

先の繰り返しになりますが、マクロビオティックは自然療法だけに限定されたものではありません。それは人間が人間本来のあり方――「宇宙の秩序」と調和した状態――を回復するための実践活動です。そして、一人でも多くの人が精神性や人間性の向上を果たすことを通じて、世界の平和と人類の自由を実現させようとする壮大な運動でもあります。

では、その実現のために、なぜ「正しい食生活と食習慣」（正食《せいしょく》）が必要なのか。また、宇宙と地球、人間、そして食は、どのようなつながりによって結ばれているのか。それを解き明かすには、宇宙から誕生した地球と、そのうえで営まれた人類の歴史、さらには食の歴史を考えることからはじめましょう。

なぜなら、私たちはマクロビオティック食＝「正食」を通じて、人類の歴史がたどってきた進化・進歩・向上の道を一気に駆けのぼり、健康と幸福、自由と正義を手にすることができるからなのです。

◇――スパイラル運動は「宇宙の秩序」をあらわしている

さて、宇宙の秩序を考えるとき、そのキーワードとなるのが「スパイラル」または「スパイラル運動」です。螺旋《らせん》運動、渦巻き型運動といってもいいでしょう。この運動は、宇宙、地球、人間、食……のすべてに共通する重要なファクターです。スパイラルあるいは螺旋形こそ、宇宙の秩序を形にしたものです。

スパイラルな回転運動やその形は、人間の目で見えるところと見えないところの別なく、いたるところに存在しています。

ミクロでは電子が原子核の周囲を回り、ＤＮＡが二重の螺旋構造を示し、宇宙大のマクロでは地球が太陽の周りを自転しながら公転し、太陽系は直径約一〇万光年といわれる銀河系宇宙のなかをめぐっています。その小宇宙たる銀河系もまた、宇宙全体が拡張するにつれて他の小宇宙や銀河系外星雲から猛烈な勢いで離れているのです。

地球上においては、竜巻や台風、海流、草木の成長運動、巻き貝の内部構造や二枚貝の殻の成長、排水孔に流れ込む水の運動、指紋、内耳の構造、頭頂の旋毛《つむじ》など、自然の動きと形は、みなスパイラルを示しているといえます。

▼スパイラル運動

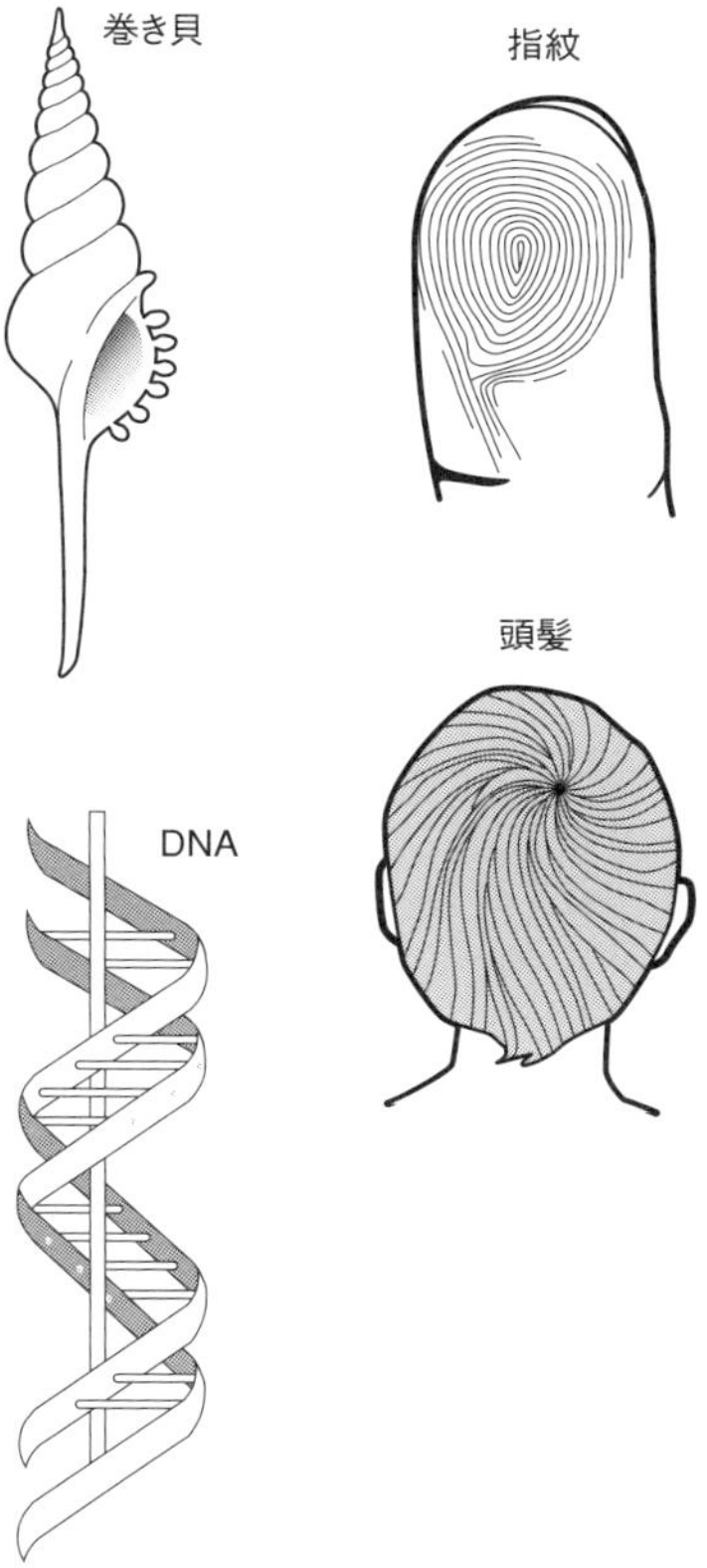

宇宙大のマクロの動きも、原子レベルのマクロの動きも、ともに大きな意味でのスパイラル運動をおこなっているということは、その生成の順序からして、地球上に存在する自然物はみな、宇宙から生みだされたと理解できるでしょう。そして、私たち人間もまた宇宙によって形づくられた存在として、宇宙に生起した巨大なスパイラルの終点に位置しているのです。

また、生命の連鎖という視点に立てば、現在の地球上での人間を最終創造物とする動物界は、植物界に内包されています。動物は直接的または間接的に植物によって生命を維持しているわけです。この二つの世界には明確な境界はありません。植物界で誕生する生命は常に変化しながら、動物界の生命へと転化しつづけているのです。

このように、一つの連続するスパイラルの軌跡《きせき》は、その内部の隣接する軌跡へと導かれていきます。つまり、植物界は動物の生命へと絶え間なく転化し、その植物界は、一つ外側の軌道である元素の世界、つまり土、水、空気からできたものです。さらに元素の世界は、一つ外側の軌道の素粒子（電子、陽子）から生まれています。その電子、陽子はエネルギーの活動である振動から、振動は二極の対立相補から生じています。この陰陽の二極は、太極《たいきょく》といわれる無限から生じているのです。

簡単にいえば、無限（または太極）は最初、二つの極（これを便宜的に「陰」「陽」

とあらわします）に分化し、物理的・物質的なあらわれとしてスパイラル運動を起こし、振動（つまりエネルギー、素粒子、元素、植物の生命、動物の生命）へと転化し、現段階での究極の存在である人間へとついには到達したのです。

◇――目に見えないエネルギー、「波動」とは何か

ご存じのとおり、元素の世界の動きは、電子、陽子など素粒子の幾重ものスパイラル運動から生まれ、さらに個々の電子や陽子は、それぞれが波動のスパイラルの中心であり、それ以前に量子もまた波動のエネルギーのスパイラルの中心です。

このエネルギーの活動を、マクロビオティックでは「波動（wave《ウエーブ》 motion《モーション》）」または「振動（vibration《バイブレーション》）」と表現しますが、それは空気の震《ふる》えでも、物理的な質量をもった波でもありません。いわば、目に見えないエネルギーの、ある方向性をもった活動をあらわす言葉であり、あるいはまた、目に見えないエネルギーの概念である「気《き》」を伝える運動の名称と考えてください。

この波動もまた、スパイラル運動をおこなっています。私たちに最も大きな影響を与えているエネルギーとしての波動は、宇宙から地球に向かう波動と、地球の自転によっ

て大地から宇宙に向かう波動の二つです。地球上に存在する動植物は、この二つの波動の対立的にして同時に相補的な関係（対立相補的関係）から生じたのです。

したがって、すべての食物はそれぞれ固有の波動をもっています。先に「食を通じてスパイラル運動のエネルギーが伝播《でんぱ》していく」と述べましたが、これは食物の波動がそれを体内にとり込むことで、その人の全細胞に伝わるという意味にほかなりません。

以上のことを陰陽の視点で言い換えれば、エネルギーの活動、つまり波動は、究極的には陰陽という二極の対立相補的な関係から生じる、ということになります。ただ、陰陽の説明は次章で詳しく述べることにして、ここでは地球の創成とそのなかでの生命の進化を、宇宙との関係において説明することにしましょう。

◘——こうして地球上に生命が誕生した

さて、無限なる宇宙のなかのあらゆる現象は、すべてスパイラル運動をおこなっています。銀河系宇宙も、そのなかの太陽系も、さらにそのなかの惑星《わくせい》である地球も、そこで起きる現象はすべてスパイラルとして生まれ、そして消えていくのです。

水星から冥王星《めいおうせい》にいたる九つの惑星（さらには、その他にも存在するとされている未確認の惑星なども）は、太陽の周りをめぐり、また、衛星《えいせい》（地球にとっての月）がいくつかの惑星の周囲を回っています。この太陽系の約四光年の惑星圏の外には、さらにその三八五〇倍もの空間が広がり、そこでは一億個以上の彗星《すいせい》が太陽系の中心に向かって壮大なスパイラルの軌跡を描いているのです。

その中心に位置する太陽は、こうした求心性（陽）の終点であると同時に、遠心性（陰）の起点であるといえるでしょう。というのも、太陽は自らに向かう圧縮のエネルギーを核融合によって熱、光、放射線などに転換し、太陽系の外周に向けて放っているからです。このように太陽は、太陽系スパイラルの中心なのです。

▼太陽系スパイラル

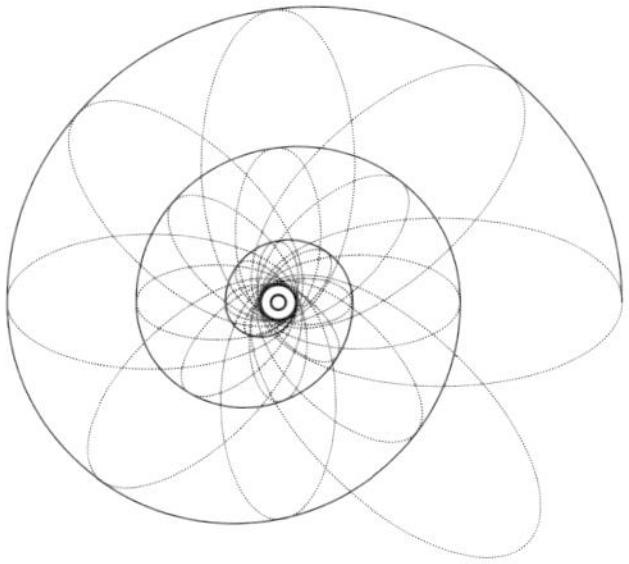

約四〇数億年前、この太陽系に誕生したばかりの地球は、巨大なガス状のプラズマ雲でした。そのなかで雷の光による激しい電磁活動が果てるともなく繰り返され、高圧に充電された雲の内部では、数々の元素が生成されていきました。最初に生みだされたのは、水素やヘリウム、炭素、窒素《ちっそ》、酸素などの軽い元素です。

これらの元素の核融合によってつぎつぎに重い元素が生成され、それらがさらに引き合い、反発しあって組み合わされて、分子やその化合物が形づくられました。これらの元素、分子、化合物のうち、より重いものは重力によって徐々に内部に集積して地核をつくり、より軽いものは外周部に集まって次第に大気となっていったのです。

さらには、固形化されはじめた地球とそれを取り巻く大気との境界に水が形成され、やがてそれは地球の全表面を覆うようになっていきました。それとともに、炭素を主成分とする炭水化物やタンパク質などの有機化合物が形づくられ、それらは原初的生命体であるウイルスやバクテリアとともに、形成されつつあった水の中で単細胞から多細胞へと進化をはじめました。

より高度な有機体への進化は、まさにここからはじまります。逆にいえば、『やさしくはじめる』で説明したエイズという病気は、人間の細胞レベルがこの段階にまで退行する疾患にほかなりません。

さて、高度な有機体への進化は、生命の二つの対立相補的な流れとなって分化しました。一つは、地球の自転によって放出される「遠心性拡散力（陰）」を主たる力としてなされた植物への進化の流れ、もう一つは、宇宙から地球の中心に向かう「求心性収縮力（陽）」を主たる力としてなされた動物への進化の流れです。

この二つの流れは、三二億年以上の有機細胞の生命史を通じて、さまざまな環境変化に自らを対応させながら、最初は水中で、そして約四億年前の陸地の形成とともに一部は陸上にあがって、数限りない生命体へと変化、転換、分化をとげていきました。

小さな穀物の粒が、私たち人類をつくった

この生命史を一覧にしたのが次頁の図です。『やさしくはじめる』にも掲げましたが、ここに再掲しておきます。この間における動植物の進化については詳細な説明を割愛しますが、人類の誕生についてを以下に説明しておきましょう。

さて、現代の草木の祖先にあたる植物の時代と、それに依存する哺乳類《ほにゅう》の時代がはじまったのは、今から約六四〇〇万年前のことです。それ以前は、恐竜などのような古代爬虫類《はちゅう》や鳥類、古代植物の時代です。近代生物の時代ともいえるこの期間は約五〇〇〇

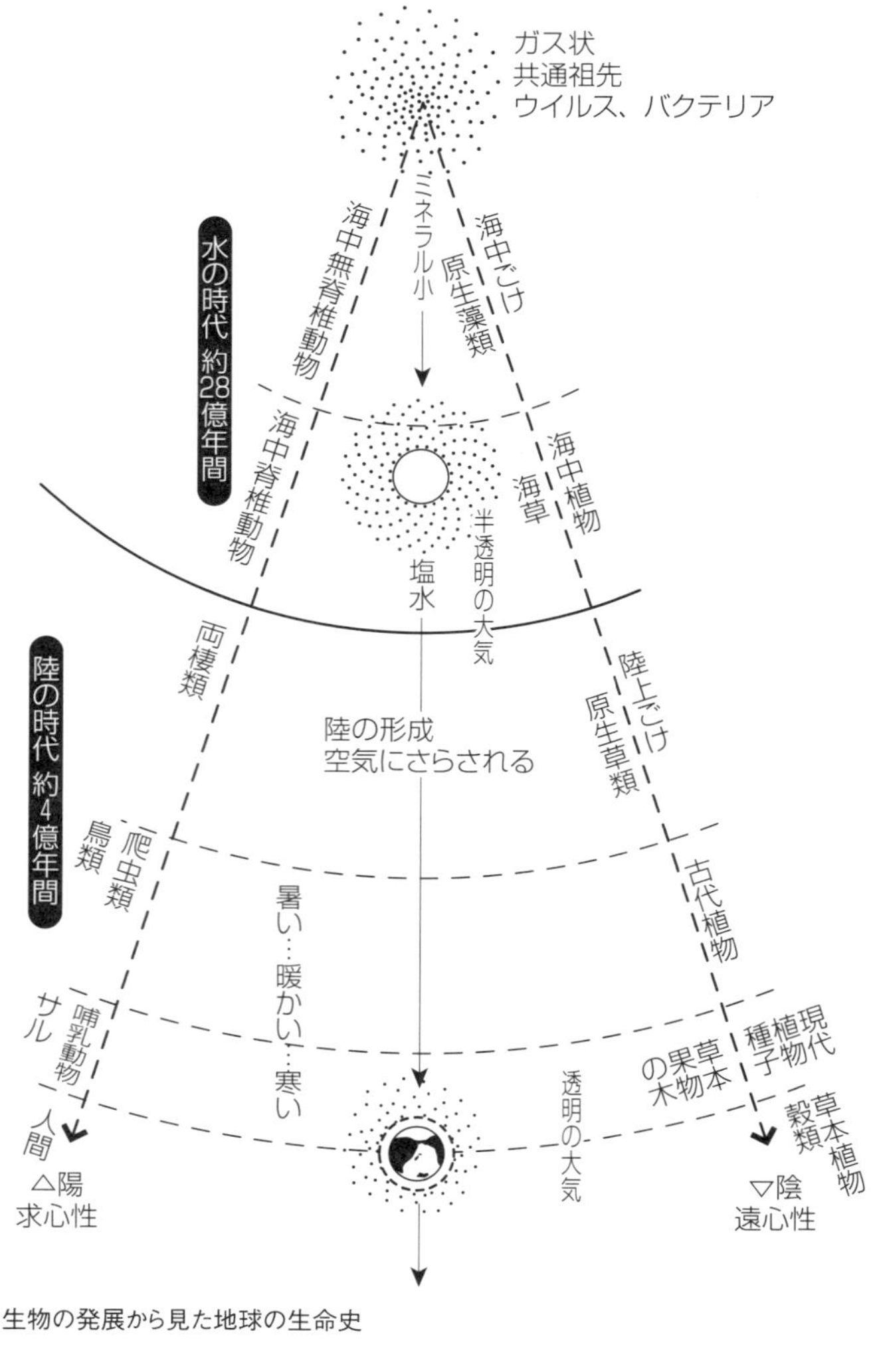

ガス状
共通祖先
ウイルス、バクテリア
水の時代 約28億年間
海中無脊椎動物
ミネラル小
海中ごけ
原生藻類
海中脊椎動物
海中植物
海草
半透明の大気
塩水
陸の時代 約4億年間
両棲類
陸上ごけ
原生草類
陸の形成
空気にさらされる
爬虫類
鳥類
古代植物
暑い…暖かい…寒い
哺乳動物
サル
現代植物
種子
草本
果物の木
人間
透明の大気
草本植物
穀類
△陽
求心性
▽陰
遠心性

▲生物の発展から見た地球の生命史

万年続き、その間に現在の動植物界で見られるさまざまな近代種《きんだいしゅ》が出現しました。

その後、地球がだんだん寒くなるにしたがって、種子《しゅし》植物があらわれます。古代植物の時代には大きくて水分の多かった果実や葉は、寒冷化という環境で次第に収縮し、小さく、硬く、かつ水分も少ないものになっていきました。植物界のこの変化にともなって、それらを食として繁殖していったのがサルです。

サルは樹上生活と硬く小さくなった果実や葉を食べた結果、前肢を次第に発達させていきました。一方、気候はさらに寒さを増し、樹木だけでなく原野に生える植物も、その実をより硬い殻《から》のついた小さな穀粒《こくりゅう》へと転換させていきました。のちに人間となる種《しゅ》が出現したのは、こうした野生の穀類が豊富になってからでした。

一つの穀粒には、寒気に耐える強い生命の波動（エネルギー）が凝縮された形で宿っており、穀物はそれを数多くの粒に拡散させて保持しています。穀物、とりわけ全粒穀《ぜんりゅう》物が、生命力と陰陽のバランスとにおいて、現在の地球上でどれだけ優れた食物であるかがおわかりいただけるでしょう。

さらなる寒冷化によって樹上の果実が少なくなっていく環境下にあって、地上の穀粒を食べるようになった種が、最終的に人間へと進化したのです。「穀物が人類をつくった」といっても過言ではありません。

◇——寒い気候が人間を生み出した

その後の地球は、寒暖の変動を少しずつ繰り返しながらも、全体としては寒くなる傾向がつづきました。私たちは現在、第四間氷期《かんぴょうき》（気候がやや温和な時期）のただなかにありますが、人間はこれまで、穀類や木の実や野草などの植物を食べ（とくに寒い地域では動物を食の一部として補いながら）、一〇〇万年以上続いている氷河期の厳しい気候を生きつづけ、どの生命種よりも優れた知能を発達させてきたのです。

三二億年以上にわたる有機細胞の生命史のあいだも、太陽系は銀河系の中心部をおよその軸として、ほかの恒星系とともに公転しつづけてきました。現在、太陽系は秒速約三〇キロメートルの速度で公転していて、銀河系内を一回転するのに、ほぼ二億年かかります。したがって、これを四季に割り振ると、太陽系は約五〇〇〇万年のサイクルで春夏秋冬を繰り返しているわけです。これを「銀河系（内）の軌道周期」といいます。有機細胞はその誕生以来、今まで一六回以上の銀河系内の公転を経験したわけです。

生命史をさかのぼると、約一億年前、古代の巨大な動植物が繁栄を極めましたが、その後はというと、氷河期にいたるまでのあいだ、大気は徐々に冷えはじめ、それにしたがって動植物は縮小しつづけてきました。銀河系をめぐる太陽系の周期は前述のように約二億年ですが、その一周期を一年にたとえると、現在の草木と人間とは、その〝冬〟にあたる寒い時期が原因となって出現したのです。

したがって、人間は、自分たちより先に出現した種――サル、哺乳類、爬虫類、鳥類などよりも、寒冷期との関係がきわめて強いといえます。いわば、人間は寒い気候の申し子なのです。

これからも人類は数百万年にわたって、小刻みな寒暖の変動（氷河期とその中間期）を経験しながら、次第に厳しさを増していく寒冷に直面することになるでしょう。ところで、これまでの氷河期のあいだ、人間はその厳しい寒気に耐えて生命をつなぐため、穀物を食べて発達させた知能によって火をつかうことをおぼえました。火はまず暖をとるためと食物の調理に用いられ、その後に道具や居住、衣服などの製作に活用されるようになりました。

火の使用は、文化の誕生を意味する決定的な出来事でした。そのことこそ、現在の人類（ホモ・サピエンス）の出現をうながし、人間を現代の文化文明の繁栄へと導いたといえるでしょう。

寒冷期に生まれ、これからも数百万年つづく寒冷期を生きぬいていかねばならない人類にとって、食物の食べ方と密接に結びついた「火による料理の仕方」は、生き延び、発展をつづけるための最重要課題なのです。

◇――生命史にあらわれる「1対7」の意味

宇宙（天体）からの影響は、銀河系内の軌道周期における（おそらく生命誕生後の）一六周期めの〝冬〟に、穀物をつくりだし、それを食する人間をつくりだしました。そして宇宙からの影響はそれにとどまりません。

細胞生命が進化しつづけた三二億年以上のあいだ、大気は重いガスの状態から、軽い透明な状態へと少しずつ変化していきました。こうして透過率《とうかりつ》の高くなった大気を通して、太陽や月、惑星、恒星、そして銀河系のすべてが、光や宇宙線の形で変化に富んださまざまな波動（エネルギー）を地球に降り注ぐようになったのです。

こうした宇宙からの影響力（エネルギー）を受けて進化、発展しつづけ、ついに精神性を獲得するにいたった存在が人間なのです。ですから人間の構造は、銀河系宇宙全体のうごきを反映し、それらと一致または近似したものになっています。それをあらわしているのが「1対7」の比率なのです。【注】

この比率は、今まで述べてきた生命史（生物学的進化過程）にもあてはまります。三二億年もの生命史のなかで、生命が水中で生活していた期間は約二八億年にわたりますが、これに対し、陸上生活の期間は約四億年にすぎません。その比率はほぼ1対7になります。

したがって、陸棲《りくせい》動物として最後にあらわれた私たち人間は、陸と水とのバランスをとるため、陸のものを7、海や川のものを1の割合でとるべきだといえるでしょう。マクロビオティックでは、全摂取量の大きな割合を陸のもの（主として穀物や豆類や野菜や果物）としてとっていますから、動物性の食物を食べるには水棲のもの（魚介類あるいは植物性であれば海草類）がいいということになるわけです。

【注】「1対7」を示す数々の事象については、『やさしくはじめる』第3章を参照してください。

胎児は生命史を再現しながら成長する

ところで、顕微鏡でなければ見えないほど小さな受精卵が、分娩時には三〇〇〇グラム前後まで成長するのですから、胎児は母体内にいる二八〇日間で、三〇億倍もの質量増加をとげるわけです。卵子は受精すると、猛烈な勢いとスピードで細胞分裂が繰り返されます。したがって、妊娠期間における母親の食事内容が、胎児の先天的機能に大きな影響を及ぼすのも当然でしょう。

またこの間、羊水《ようすい》の中での胎児の形態の変化が約三二億年の生命史（正確には、約二八億年以上にわたる水中での生命体の進化過程）を忠実に再現していることは、みなさんもよくご存じのとおりです。

ちなみに、分娩によって水（羊水）の世界から空気の世界に生まれ出た嬰児《えいじ》は、海から陸にあがった生命の約四億年の進化を再現しながら成長します。生後の約九カ月から一年間が、水から出て陸（空気の世界）で営まれる進化の過程をたどる時期です。

その間に、爬虫類のように腹をすりながら移動することをおぼえ、少しずつ哺乳動物のように四つ足で歩きはじめ、サルのような半立ち歩行を経て、ついにヒトとしての直立歩行ができるようになるのです。

さてそれでは、胎児の成長過程をマクロビオティックの視点から見直してみましょう。実は、人間の発生過程においても、宇宙にあまねく存在する運動形態、すなわちスパイラルが関与しているのです。

私たちの体には大きなスパイラルが二つあって、それらは互いに対立相補しあっています。その二つとは「神経系」と「消化器系」です。子宮内で発生したばかりの胎児の体内では、この二つのスパイラルは内側の陽性の消化器系、外側の陰性の神経系として形成されます。

胎児は母親の血液から胎盤《たいばん》を通じてさまざまな栄養素を吸収しますが、そのうちタンパク質のような陰性寄りの栄養は、陽の消化器系統により強く引きつけられ、その結果、消化器系の各器官は、より陰性の強い形態（柔らかくて中空）になるわけです。

同様にして、カルシウムのような陽性のミネラル類は、外側にある陰性の神経系統にひきつけられます。そのことによって神経系の各器官は、より陽性の強い形態（固くて内部が充実）となり、脊髄《せきずい》を形成するのです。

▼胎児から成人へのスパイラル発展

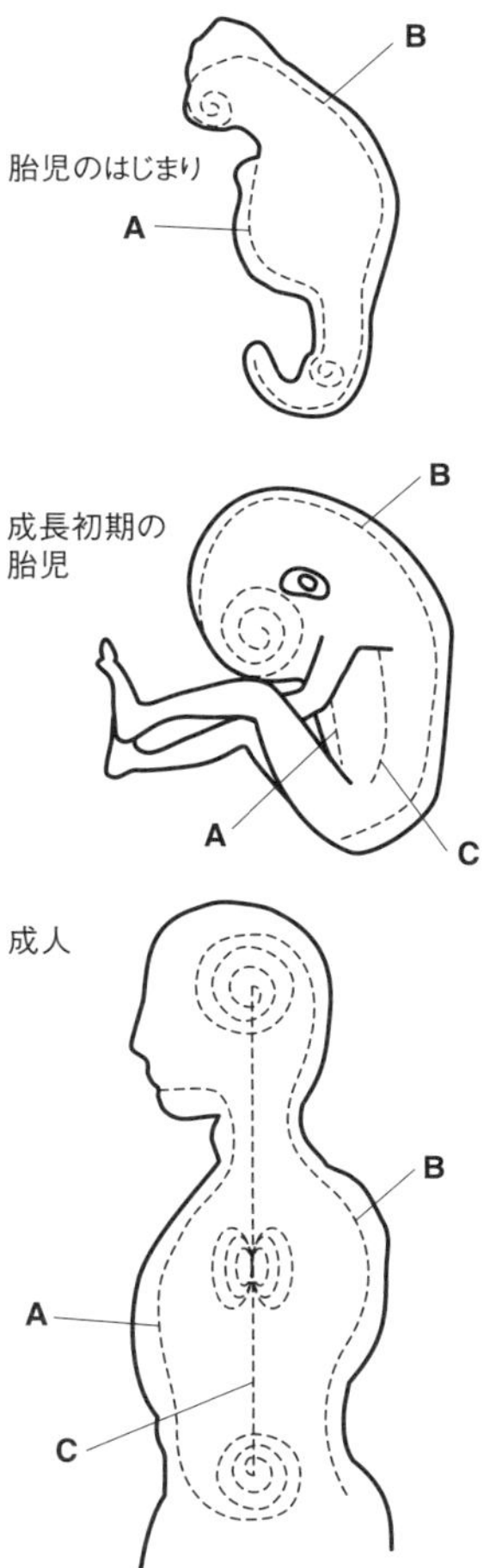

A＝消化器系　B＝神経系　C＝循環器系

胎児の成長過程（二八〇日間＝7×40）を大きく三つに分けて考えると、先に述べた胎児に対する母親の食の影響を、よりつぶさに理解することができるでしょう。

まず、発生の基盤となる七日間（7日×1）において、受精した卵子はラッパ管を通過しているあいだも、また、その後に子宮の内壁に着床したのちも、猛烈な勢いで細胞分裂をおこないます。

その後の二一日間（7日×3）が成長過程の前期です。この期間に胎児には三つの基本的システムが形成されます。それは先に述べた消化器系と神経系、そしてその二つのシステムの中間に形成される「循環器系」の三つです。

次の六三日間（7日×9）が、成長過程の中期にあたります。この期間に、先の三つの系統に沿ってさまざまな臓器とそれにともなう諸器官が形成されるのです。この中期の最初のころに性が決定され、また心臓がすでに脈打ちはじめています。

そして、嬰児となって生まれ出るまでの最後の一八九日間（7日×27）が、成長過程の後期です。この期間に体の形態が整えられ、また爪や毛髪が形成されるなど、人間としての全体の統合と調整がおこなわれるのです。

◇——妊娠期の食事は胎児にこれほど影響する

この三区分の期間は、基盤となる七日間を基数として、先行する期の三倍の日数で増えていくことがおわかりいただけるでしょう。つまり、前期二一日（7×3＝21）、中期六三日（21×3＝63）、後期一八九日（63×3＝189）というぐあいです。

一つの期の日数が三倍ずつ長くなるということは、それだけ胎児の質量増加＝成長のスピードが徐々におだやかになっていくことを意味します。つまり、母親の食の影響は、前期により大きくあらわれ、後期になるほど小さくなっていくわけです。

言い換えれば、母親の誤った食事（中庸《ちゅうよう》の穀物や野菜をほとんどとらず、陰または陽に偏った食生活）が初期段階であれば、それによって形成された子どもの形態的資質はきわめて修正しにくいということになります。それが中期であれば一部は修正可能であり、後期であればそのほとんどが修正できると考えていいでしょう。

顔を例にとれば、大ざっぱな区分けでは、妊娠前期の影響は目から上に、中期の影響は目と鼻と頬とに、後期の影響は鼻から下（口をふくむ顔の下部）に大きくあらわれます（次頁の図参照）。

また、前期は脳の原型をつくる期間ですから、このとき母親が動物食（陽性）過多の食生活を送れば、胎児の目から上の部分が縮んで眉毛がつり上がった子どもが生まれ、逆にこの期間に穀物と野菜を中心とした植物性の食生活であれば、胎児の目から上は豊かにふくらんで眉毛が下がり、福々しい顔の子どもが生まれるわけです。

妊娠前期の影響がより強いため、眉毛の形を変えるのは難しいといわざるをえません。ただし、目より下の容貌《ようぼう》は正しい食事によって優しげな方向に変わっていき、たとえ眉毛が上がり気味でも、全体としては柔和《にゅうわ》な顔になります。

▼妊娠期の影響はどこにでるか

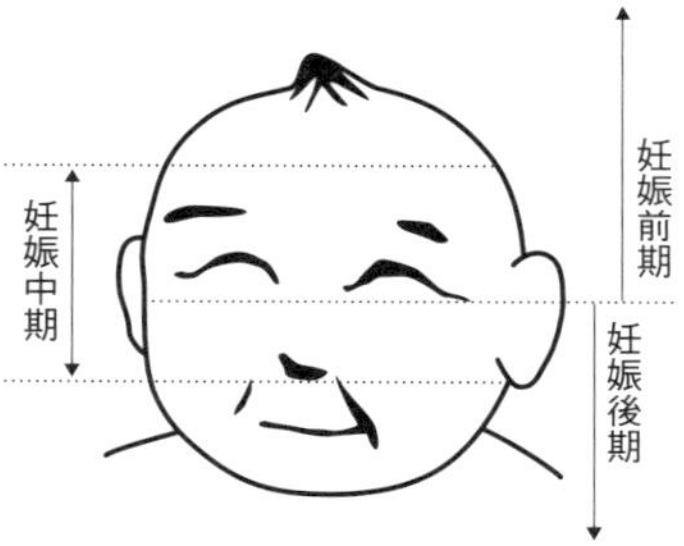

また、こうもいうことができます。つまり、先天性の強い体形はほとんど変わらないが、内質とそれに関連する外面の一部は、その人が正しい食生活を実践することによって十分に修正可能だ、と。

たとえば、発語能力に支障のある容貌をもった子どもであっても、授乳期には人工のミルクではなく母乳を与え、離乳後は穀物や豆類、野菜や海草を食材とした食事を与えつづけると、幼稚園に行くころには発語をはじめ、小学校へ行く年代になると他の子どもたち同様に言葉を話せるようになります。

このように、胎児の成長過程は生命史の再現であるとともに、母胎という小宇宙の影響を胎児が全面的に受ける過程であることを覚えておいてください。

人は食によって進化の過程を体内にとりこむ

人間はこのように、胎児においては生命史の形態変化の全過程を、わずか二八〇日で一気に駆けのぼります。そして誕生したあとの人間は、今度は食生活によって進化の過程を体内にとりこむのです。

ご自身の食生活を思い浮かべてください。私たちは発酵《はっこう》食品を食べることで微生物を、貝類や甲殻《こうかく》類を食べることで無脊椎《むせきつい》動物を、魚を食べることで脊椎動物を、獣肉を食べることで哺乳動物を体内にとりいれています。つまり、人間は微生物や無脊椎動物から哺乳類にいたるまで、進化の過程で自分より先にあらわれたほとんどの動物種の資質を、言い換えれば、あらゆる進化段階の動物を、まさに食物として体内にとりこんでいるのです。

これを別の視点から見れば、次のようにいえるでしょう。この地球上に先行してあらわれた動物種を食べることによって、人間はより低い段階からより高い段階に発達した進化の期間を再現しているのだと。

より原始的な生命を食べるということは、原生動物から高度に発達した形態へ、あるいは単細胞有機体から複雑な多細胞生命体にいたる、三二億年以上の有機細胞体の進化を急速に達成することに等しいのです。

食べる対象は動物だけではありません。人間が自分より先にあらわれたほとんどの動物を食べるということは、ほとんどの植物種をも食べていることを意味します。もちろん、直接口にする植物種は、米、大根、人参、カボチャ、タマネギ、ジャガイモ、大豆……などに限られていますが、人間は多様な植物種を食べた草食動物を食べることで、間接的に実に多くの植物を摂取しているのです。

あらゆる動物種のなかでも、人間ほど広範なメニューをもっている動物はいません。しかも、人間はそれらの食物を、さまざまな形態に加工し、多種多様な方法で調理して食べています。人間が口にする食べ物の種類はほとんど無際限です。

これを生物学的な発達という視点から見れば、豊富な種類の食べ物を食べれば、それだけ生物学的発達度は高く、逆に種類が少なければ少ないほどその発達度は低いといえます。いうまでもなく、人間はその最高レベルにあるわけです。

また、私たち人間が体内にとりいれるのは、動植物（生命体）だけではなく鉱物（ミネラル）や水などの無生物も含まれます。ですから人間の体には、地球上に存在するほとんどの元素が恒常的に摂取されつづけている、といっても過言ではありません。つまり、人間は鉱物、水分、生物の形で、地球の自然環境の一部を毎日食べているのです。

食物は血液を通じて人の心身を変える

自然環境の一部としてとりいれられた食べ物は、血液を媒介として絶え間なく私たちの心身のあり方を変えていきます。自然の摂理に沿った食は、私たちの心身を宇宙の秩序と調和させて幸福に導き、そうでない食は心身の疾患という形で私たちを不幸に導いていくのです。

Aという食物を食べると、血液はその食物に準じてAという質になり、Bという食物を食べると、血液もBという質になります。つまり、血液の質は食物によって常に変わっていくのです。

ただし、マクロビオティックでいう「血液の質」とは、生物学的な血液の組成やその割合のことだけではありません。食物に固有の波動（エネルギー）を体の全細胞に伝えるために働く、血液の伝達機能の質的な面と理解してください。食物は分解の果てに波動となり、血液、リンパ液、神経、経絡《けいらく》を通じて全身に行きわたるのです。

ひとつまみの塩、二〜三滴の醤油、ひと切れのチーズ、二〜三房のミカン、スプーン半分の砂糖、一杯のコーヒー……、たとえ少量であっても、これらの食品は微妙に血液の質を変化させます。そして、血液の質が変化すれば、脳細胞や神経系統も含め、体全体の細胞の質が変わってくるのです。

したがって、食による血液の変化は、私たちの肉体的・精神的な機能を一変させ、あらゆる行動や思考に影響を与えます。肉体的行動や習慣、感じ方だけでなく、知的判断、社会的意識、人生についての考え方にいたるまで、私たちは食によって日ごと変化しつづけているのです。

とはいえ、食は日々繰り返されることによって、小さな変化の振幅《しんぷく》はあっても一定の傾向をもつようになります。それが「食習慣」や「食生活」とよばれるものです。私たちはある傾向をもった食習慣や食生活をつづけることによって、その傾向に準じた質の血液を、そして心身の反応や意識のあり方を形づくっているのです。

たとえば、同じ環境にあっても、ある人は機敏に反応できるのに、ある人は鈍い反応しかできません。このことは、私たちが食べるもの——とりわけ習慣化された食事内容に、大きな影響を受けている証拠といえるでしょう。

◇——私たちの運命は食事が決めている

以上のことを端的にいうなら、私たちは、私たちが食べるものそのものなのです。何を食べるかは、胎児や幼児期を除いて私たち自身の自主的、能動的選択によりますから、私たちの肉体と精神は、いずれも私たち自身の責任の内にあるといえます。つまり、この地球上で、私たちが活動的であり、健康であり、幸福であるか、それとも逆に、不活発で、不健康で、不幸であるかは、みんな私たち自身の責任なのです。

別の言葉で繰り返し、このことを強調しましょう。

私たちは、いつも私たち自身の主人であり、他人が私たちの運命を支配することはできません。つまり、食べ物として何を選択するか、またそれをどのように調理するかは、私たちの自由なのです。自由であり、選択権を自身がもっているからこそ、私たちはその結果について――その食べ物や調理法が私たちを環境に適応させ、私たちが望む人生を送ることができるかどうかについて、責任をもたねばならないのです。

自分が不幸であること、重い病気に苦しんでいること、暗い挫折感《ざせつかん》をいだき身もだえていること、ひどい事故にあったり、大きな失敗をしたこと……、これらは誰のせいでもなく、すべて自分自身の責任として引き受けねばなりません。それらは、自分が選んだ「食」の結果なのですから。

つまり、「健康、智恵、自由、幸福といった肉体的、心理的、精神的、社会的な安定を得る秘訣《ひけつ》は、すべて毎日の食卓に並ぶ料理にある」といっても過言ではありません。個人にとっても、社会にとっても、あるいは全人類にとっても、その運命を決するのは、最終的に食事なのです。

先の項で述べたように、進化の最高レベルに達した人間は、自分より低いレベルにある動植物のすべてを食べることができます。しかし、その「食」には一定の秩序が保たれていなくてはなりません。それが、宇宙の秩序および自然の摂理との調和なのです。

「食」において、この調和が実現できるかどうか。そこに人間が発展するか衰退するか、その分かれ道が厳として存在しているのです。

◇──すべての事象はスパイラルに支配されている

ここで再びスパイラルの話に戻りましょう。

先に胎児の成長過程がスパイラルの形をとることを述べましたが、実は人間の腕や脚もまた、スパイラルから成り立っているのです。これは、以下のような七つの軌跡をもつ対数スパイラルとしてあらわれます。

首の付け根から腕を経て指先にいたるまでの節の数を数えてみてください。第一に鎖《さ》骨《こつ》から肩胛骨《けんこう》までの部分、第二に肩から肘《ひじ》までの上腕部、第三に肘から手首までの前腕部、第四に手首から指の付け根までのいわゆる手の平と甲があり、さらに指の各関節が第五、第六、第七と続きます。

肩から肘までの寸法は、肩から指先までの寸法の約半分であり、肘から手首までの寸法は、肘から指先までの寸法の約半分、さらに手首から指の付け根までの寸法は、手首から指先までの寸法の約半分です。腕ではおおよそ、このような比率でスパイラルが形成されています。

腰から脚を経て足の指先にかけても、同様の形態のスパイラルが同様の比率で形成されていることがおわかりいただけるでしょう。

▼腕にあらわれたスパイラル

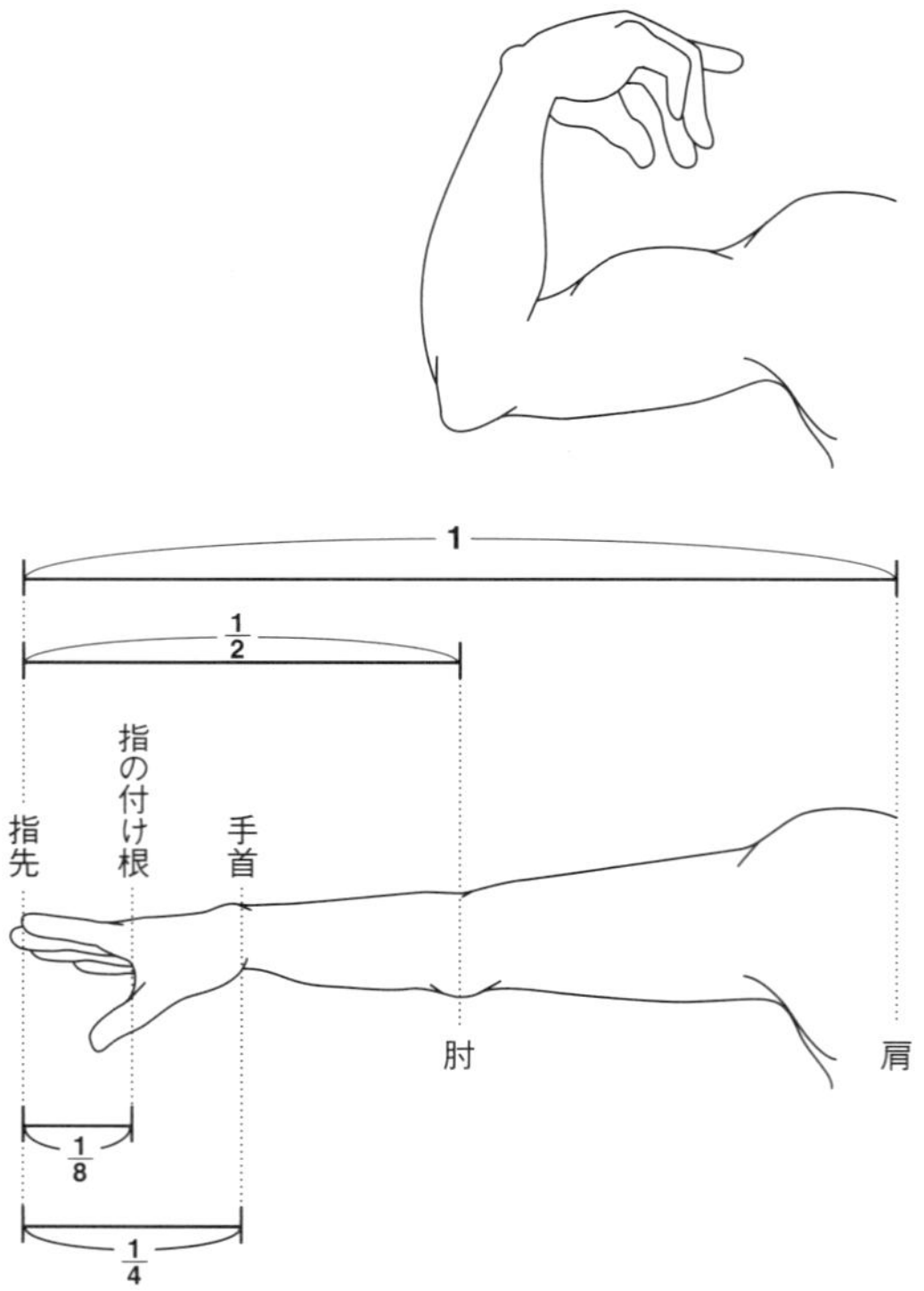

先に挙げた数々のスパイラルの例をもう一度、思い起こしてください。無限の宇宙のなかでは銀河系の星々の運行からDNAの二重螺旋にいたるまで、自然界の現象および事物のあらゆるところに、そして恒常的かつあらゆる次元で、このような対数スパイラルがあらわれ、そして消滅しています。

これらの無数のスパイラルおよびその運動を起こす対立相補的な力が「陰」と「陽」であり、その現象と事物が移り変わる数々の姿やエネルギーを、私たちは目にし、あるいは感じとり、意識するかしないかの別なく、その影響の下で生きているのです。

海辺に打ち揚げられた貝殻にも天体の動きにも、あるいは顔に浮かべた笑みのかげにも恐るべき天変地異にも、すべてにスパイラルは宿っています。

あらゆる現象、あらゆる事物、そしてあらゆる生命が、表と裏、正と反の相関関係において、また、はじまりと終わり、誕生と死滅、あるいは拡散と収斂《しゅうれん》、膨張と収縮とのあいだで、スパイラルの運動に支配されているのです。

生命のスパイラル、その七つの形成段階

先に私たちは生命の歴史を実体的な生物史（生物の進化史）として見てきました。次

にこれを、無限なる宇宙から人間が生みだされるまでの「スパイラルの移り変わり」として描き直すことにしましょう。言うなれば、「生命のスパイラル」とよぶべきものです。それは以下のような七つの段階に分けられます。

〔第一段階〕

それは無限からはじまります。無限とは、森羅万象の根源であり、起源です。この段階にあえて言葉を与えれば、太極《たいきょく》（万物の源となる本体《ほんたい》、陰と陽を生みだす無極《むきょく》）、ブラーフマン（宇宙の根本原理）、無双《むそう》（何ものとも比較できない存在）、あるいは神（人格をもった宗教神ではなく、宇宙の始源としての神、あるいは陰と陽との全《まった》き調和）となるでしょう。

〔第二段階〕

すべてのはじまりである無限は、やがて陰と陽とに分極していきます。陰と陽は、遠心性と求心性、空間と時間、あるいは対立かつ相補する相対性として生みだされました。

〔第三段階〕

物理的な物質があらわれる前段階として、陰と陽との対立的かつ相補的ダイナミズムのなかで、エネルギーと振動（波動）が生みだされます。電磁波や放射線とよばれるものもその一部です。

〔第四段階〕

エネルギーのスパイラル運動によって凝縮された無数の粒子があらわれます。「素粒子の段階」といっていいでしょう。質量をもった物質の世界はここからはじまります。

〔第五段階〕

素粒子がスパイラルに集合して原子が形成されます。いわば「元素の段階」あるいは「元素の世界」です。

ちなみに、元素の結合によって生みだされる分子は、物理的には固体、液体、気体、プラズマの状態であらわれ、自然現象としては水、土、空気などの状態としてあらわれます。

〔第六段階〕

「元素の世界」の一部から有機的世界が出現します。こうして地上にあらわれたのが「植物の世界（植物界）」です。

この世界では、電磁気（宇宙からの求心的エネルギーと地球の中心からの遠心的エネルギーとの対立相補的活動）の影響を受けて、地上での栄枯盛衰《えいこせいすい》（成長し、花開き、枯れる）が繰り返されます。植物の世界は、求心的エネルギーよりも遠心的エネルギーが強い世界です。

〔第七段階〕

電磁気の影響をより強く受けて活性化した独立の生命現象として、つまり植物界から転化した世界として、「動物の世界（動物界）」が出現します。植物界がより遠心的であるのに比べて、もっと求心的エネルギーが強く具象化したものが動物界です。

現在の地球上において動物界の最後の発展段階としてあらわれたのが、私たち人間です。したがって、人間は肉体的にも精神的にも、それまでの段階で生成したものをすべてを集合してつくられた存在であり、それゆえにもっとも発展的な種として進化した存在なのです。

◇――生命の無限への回帰、そして新しい生命の誕生

さて、生命史の最終段階にあらわれた私たち人間は、次にはどのような段階に移り変わっていくのでしょう。結論を先にいえば、再び自分たちを生みだした始源へと帰っていくのです。

前項で述べた「生命のスパイラル」は、この地球上では動物界を形成し、高等動物を

つくりだす過程で限りなくスパイラルの中心に近づき、その物質化、求心のスパイラル運動は、人間を創造するにいたってまさにその中心点に到達します。

　その中心点はスパイラル運動の極《きょく》であり、この極に達してのち、生命のスパイラルは求心から遠心に転じ、中心点から再びもとの段階を逆行して、ついにはすべての根源である一《いっ》なる無限（宇宙）へと回帰していくのです。

▼生命のスパイラル

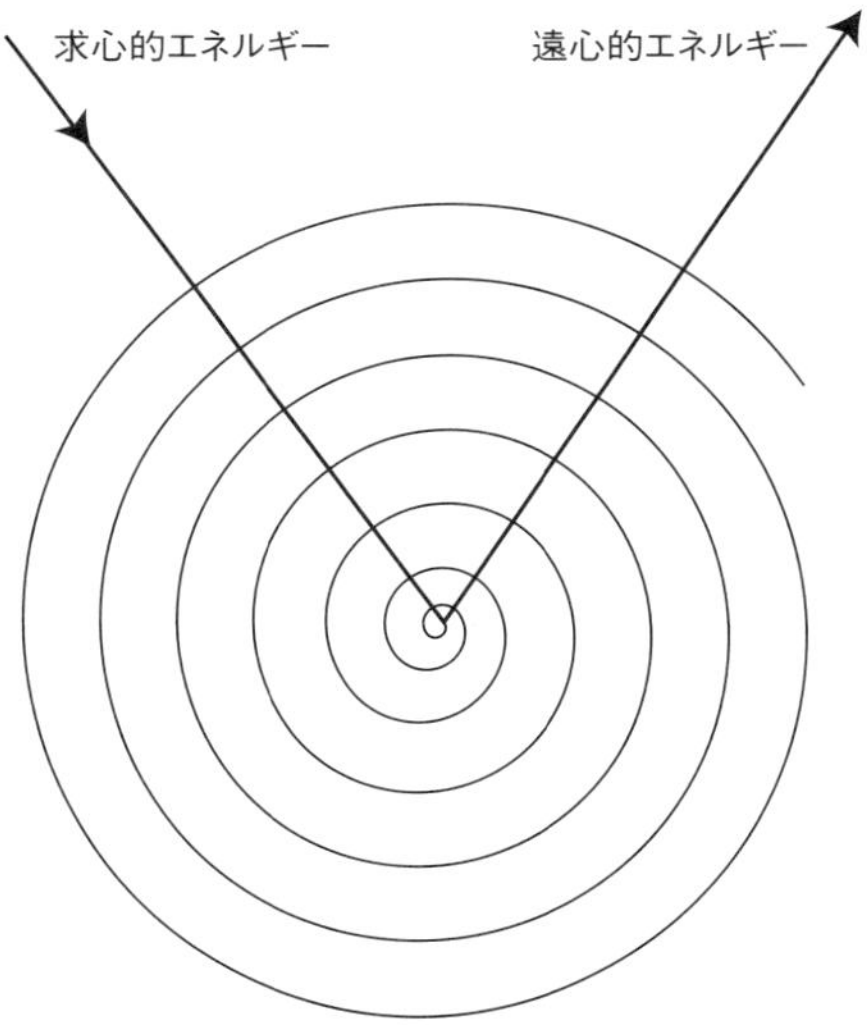

第1段階＝無限、太極、根本原理、無双、神
第2段階＝陰と陽、遠心性と求心性、空間と時間
第3段階＝エネルギーと振動（波動）、電磁波、放射線
第4段階＝素粒子、物質の世界のはじまり
第5段階＝元素の段階、元素の世界
第6段階＝植物の世界
第7段階＝動物の世界から人間の誕生

こういった無限への回帰を一人の人間の個体史として見たとき、生物学的には「死」といいます。しかし、生物学的死は肉体活動の終わりではあっても、生命の本源であるスパイラルのエネルギー（波動）が消滅したわけではありません。極を境界とした転位という陰陽の法則（宇宙の秩序）に従って、その人の固有の波動は無限に向かって次の段階へと回帰しはじめただけなのです。

それとともに、人間は自らを別の個体として再生しつづけます。これが、新しい生命を誕生させる生殖活動です。

元素の形であらわれるさまざまなエネルギー（波動）は有機化合物として統合され、それは一なる無限から一〇〇億年のプロセスを経て出現した人間の生命のなかに吸収されます。これを媒介するのが食物であり、人間は食物がもつさまざまな波動を、摂取、消化、吸収という形で自らの生命にとりこむのです。

先に詳しく述べたように、とりこまれた食物の波動は血液によって全身の隅々に運ばれます。視点を変えて記せば、栄養素をとりいれた血液の流れが、全身の細胞をつくりだすとともに、生命の再生にとって必要な特殊な細胞である生殖細胞を形成するわけです。

卵子は陽性の卵巣の中にある卵胞の内向性スパイラル運動によってつくられ、精子は陰性である生殖細胞の分化によってつくられます。ですから、卵子と精子は互いに引き合い、融合して、ついには新しい生命を創造するのです。

男は「陽」、女は「陰」という世俗的に固定化された陰陽の見方からすれば、卵子（卵巣）を「陽」とし、精子（精巣）を「陰」とするマクロビオティックの捉え方は奇異に感じられるかもしれません。それには、「陰は陽を生じ、陽は陰を生ず」という『やさしくはじめる』で書いた陰陽の原理を思い起こしてください。

次の第2章で詳しく述べますが、女性は地から天に向かう陰の波動をより多く受け、卵子は「陽」に転化します。これは卵巣が内へ内へと渦巻く収縮の形をとって卵子を形成することからも理解できるでしょう。

一方、男性は天から地に向かう陽の波動をより多く受け、精子は「陰」に転化します。こちらは精巣が内から外へと分裂する拡散の形をとっていることから理解できるはずです。

▼男性と女性が受ける波動

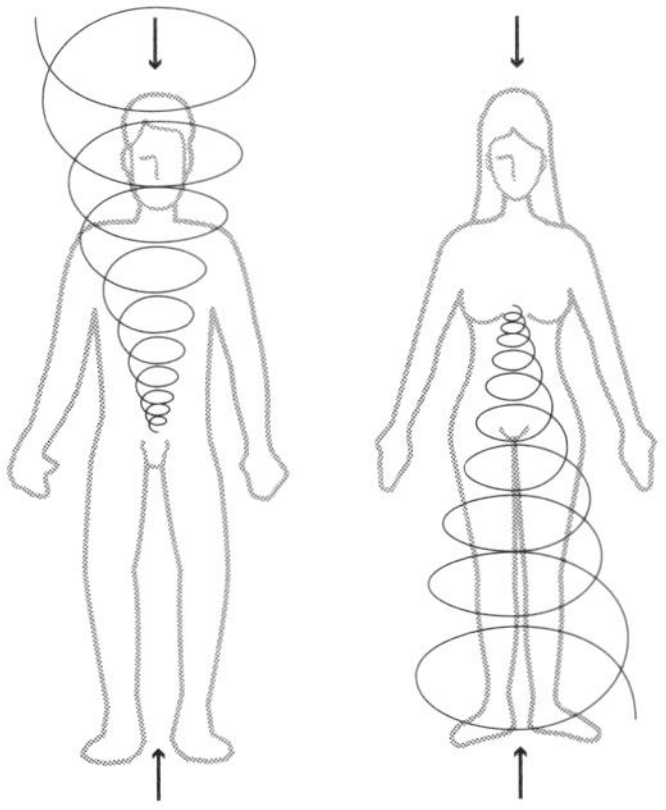

別の観点から見れば、卵子は精子の凝集《ぎょうしゅう》したものであり、精子は卵子の分裂したものともいえるでしょう。

この新しい生命（胎児）の二八〇日間にわたる成長過程、およびそこに出現するスパイラル、ならびに母親の食との関係は、先の項に述べたとおりです。

◇──意識の向上、その七つの発展段階

胎児としてこの世に姿をあらわした個体としての人間は、胎児期、誕生、そしてその後の成長過程を通じて、本来であれば宇宙の秩序と調和しながら、人間性、心理性、さらには精神性（スピリチャリティ）の向上をとげていくものです。これは判断と意識の発展過程として、以下のような七つの段階に分けることができます。

〔第一段階〕──機械的判断

胎児期の成長過程において身体に自動的・機械的に内在化される判断です。自動的・機械的というのは、無意識下において遂行されるという意味で、たとえば神経系の反応、消化、呼吸、血液などの循環、排泄などの機能や作用がこれにあたります。つまりこれ

らは、生命が有する最も基本的・根源的な判断といっていいでしょう。この判断は受胎から死にいたるまで、体のあらゆるところで機能しつづけます。

〔第二段階〕――感覚的判断

嬰児《えいじ》として誕生すると同時に、機械的判断とは違った判断が発達しはじめます。これは、人間が投げだされたさまざまな環境に対処し、かつ適応していくための感覚的判断です。たとえば、個体環境に対する触覚、液体環境に対する味覚、気体環境に対する嗅《きゅう》覚《かく》、振動環境に対する聴覚、光に対する視覚がこれに該当します。ほかにも空腹と食欲、痛み、暑さと寒さなど、さまざまな肉体的な感覚や欲求もこの第二段階で発達する判断です。

〔第三段階〕――情緒的判断

この段階で発達するのが、一般に情緒《じょうちょ》とか感情とよばれる判断です。たとえば、愛と憎しみ、恐れと安らぎ、美と醜、喜びと悲しみ、好きと嫌いなどを感じとり、それらに対してどう反応するかを判断する役割を果たします。

〔第四段階〕――知的判断

感覚的判断や情緒的判断を繰り返し経験することにより、私たちは物事を客観化して、その良し悪しや適不適を判断するようになります。これが第四の知的判断の段階です。ここでは、仮定と予測、概念化と構造化、分析と統合、評価と定義、あるいは合理性・効率性の追求や価値の比較など、多種多様な精神活動が活発におこなわれます。これらは科学技術や組織管理技術（マネジメント）などの基本となる判断といえるでしょう。

〔第五段階〕――社会的判断

私たちの意識は、さらに他者、家族、社会、そして世界へと広がっていきます。つまり、個々の人間関係から家族へ、家族関係から地域社会との関係へ、さらには世界人類との関係へと、私たちの意識は関係性の広がりとともに発展していくのです。これらを媒介するものは、「相互理解と調和」でなくてはなりません。

倫理と道徳律、政治と経済、安定と平和、権利と義務などの諸問題が、この段階での判断の対象となります。その判断のベースを「相互理解と調和」におかなければ、これらの問題はゆがみ、乱れて、互いの関係性は崩壊《ほうかい》してしまうでしょう。

また、他者から世界へと広がる関係の発展過程においては、その上位概念に立った判断が下位概念を調整し、指導し、秩序だてる、すなわち「コントロール」しなければなりません。つまり、社会の利益という観点から個々人の生活をコントロールし、世界の利益という観点からは個々の国家の政治をコントロールすべきなのです。

〔第六段階〕——思想的判断

これ以前の段階におけるさまざまな経験——失敗と成功の繰り返しから多くのものを学びとった意識は、第五段階を経て「最後の意識的段階への扉」ともいえる第六段階に入ります。つまり、「人間とは何か」「人間はどこから来たのか」「人間の目的とは何か」と自問し、さらには「生命とは、宇宙とは、真理とは何か」を明らかにしようとする思想的・思索的段階へと進むわけです。

すべての伝統的な宗教、あるいは人間としての生き方を教える哲学や倫理学は、この第六段階において発せられた思想的な営為の成果といえるでしょう。

〔第七段階〕——最高の判断

普遍的真理の解明に向けてあくなき思想的営為をつづけることで、私たちは意識の最終的な段階である第七段階、「最高判断」とよぶべき普遍的意識のレベルに到達します。

この段階における思想的営為の究極は、宇宙の秩序を理解することであり、普遍の愛と絶対自由を自らの内に実現することにほかなりません。仏教的用語をつかうなら、それは煩悩《ぼんのう》（＝利己的欲望）を消滅させた悟《さと》りの世界に入ることであり、絶対的な安らぎを得る涅槃《ねはん》の境地に達することといえるでしょう。

したがって、この段階に到達した意識はどのような現象とも対立せず、それらすべてを――相矛盾する現象をも含めて――優しく包み込むようになるのです。つまり、このとき私たちは、自分自身の主人となって、感謝と慈愛とを永遠にいだきつづけて生きるのです。

◘――幸福をつくるのは「正食」の実践と習慣化

このように書くと、多くの人たちは、「第七段階は〝聖人〟とよばれる人のみが到達できる段階で、とても自分が行き着けるレベルではない」と考えるかもしれません。

たしかに、現代人のほとんどは、第二の感覚的段階か第三の情緒的段階にとどまり、現世《げんせ》的な欲望やはかなく移ろいやすい価値を追い求めているのが実情でしょう。自ら求めて第四の知的段階にのぼろうとする人はけっして多くありません。第五の社会的段階、さらには第六の思想的段階にまで自らを向かわせる人も、ごくごくわずかです。まして や第七の最高判断の段階に達する人ともなると、一〇〇年に一人あらわれるかどうかでしょう。

しかし、この第七段階の生き方は、じつは誰にでも可能なのです。私たちはただ、次のことを理解すればいいのですから。

つまり、宇宙の秩序と陰陽の原理を知り、それを実践する方法を知り、私たちの生命が無限なる宇宙から生じ、そこに還《かえ》っていく一過程にすぎないことを悟る——それだけのことなのです。

これらの理解と実践の指標となるもの。それが「マクロビオティック」にほかなりません。宇宙の秩序に調和し、「正食」という方法によってそれを実践し、私たちを無限宇宙につづく生命の国に導くものこそマクロビオティックなのです。

日常生活においてマクロビオティックを実践することで、私たちは健康と幸福、自由と正義を手に入れることができます。その実践は、正しい食物を、正しい方法で食べること、つまり「正食」を食生活の習慣にするだけでいいのです。そうすれば、とくに難《なん》行《ぎょう》や苦行《くぎょう》を勤めなくとも、愛の心、慈《いつく》しみの心が自然に湧きだし、無限である自分の生命の限りない旅路を体感し、心観することができるのです。

第2章

宇宙を支配する陰陽の法則

◇——「陰陽」はマクロビオティックの中核思想

人間は宇宙から生まれました。無限の宇宙が「陰」と「陽」とに分化し、その二つが織りなすエネルギーから生まれた存在が人間なのです。ですから人間は自らの内に陰と陽の要素を含み、同時に外の環境から陰と陽の要素をとりいれながら生きています。

ところでマクロビオティックでは、人間の心身両面にわたる健康、その実現を通じた個々人の幸福の達成、さらには人類レベルでの世界平和の創出《そうしゅつ》を、人間が宇宙の秩序と調和した結果としてとらえています。したがってマクロビオティックには、宇宙から人間までをつらぬく「一」と「多」、「部分」と「全体」を同時に読みとる原理として、陰陽の理論とそのダイナミックな視点が欠かせないのです。

逆に、陰陽の理論、法則を理解しさえすれば、マクロビオティックが提唱する考え方や「正食《せいしょく》」の内容、あるいは人間の生き方や幸福といったものが何であるかを、より実感的かつ構造的にとらえることができるでしょう。

そもそも陰陽とは何か。姉妹編『やさしくはじめる』に「宇宙の秩序」として記した一二の法則を、以下に再掲することにします。

＊

1＝陰と陽は、「無限の広がり（＝宇宙）」から分化した二つの極であり、あるときは相補い、またあるときは対立するという〝対立相補的〟な性質をもつ。

2＝陰と陽は、「無限の広がり」それ自体の永遠なる運動から、限りなく、そして絶え間なく生じる。

3＝陰は遠心性であり、陽は求心性である。遠心性（陰）は拡散・軽さ・冷たさなどを生み、求心性（陽）は凝縮《ぎょうしゅく》・重さ・熱さなどを生みながら、互いに作用してエネルギーと森羅万象《しんらばんしょう》（この世のあらゆるもの）をつくりだす。

4＝陰は陽を引きつけ、陽は陰を引きつける（陰と陽は互いに引き合う）。

5＝陰は陰を排斥《はいせき》し、陽は陽を排斥する（陰と陰、陽と陽は互いに反発し合う）。

6＝すべての物や現象は、異なる比率の陰と陽によって構成される。ある二つの物や現象のあいだの牽引力《けんいんりょく》（引き合う力、たとえば魅力）または排斥力（反発し合う力、たとえば嫌悪《けんお》）は、それらの陰または陽の力（エネルギー）の差に比例する。

7＝すべての物や現象は、絶え間なく陰と陽の構成を変えながら常に動いている。そして、その構成の変化によって陰は陽に転じ、陽は陰に転じる。

8＝絶対的な陰や絶対的な陽は存在しない。すべては相対的である（全体の中での相対的関係や比較する相手によって、陰と陽は変化する）。

9＝完全な中性（陰と陽からの絶対的な中立性）は存在しない。程度の差こそあれ、いつでも陰か陽いずれかの割合が多くなっている。

10＝強い陰は弱い陰を引きつけ、強い陽は弱い陽を引きつける。

11＝極限に達すると、陰は陽を生じ、陽は陰を生じる（極寒が春を生じ、酷暑が秋を生じるように、陰が極まれば陽に転じ、陽が極まれば陰に転じる）。

12＝あらゆる物理的な現象は、その中心が陽であり、その周辺（外側・表面）が陰である。


このように書くとなんだか難しそうですが、けっしてそんなことはありません。この陰陽の法則について、次に簡単に説明しておきましょう。

◇――陰陽をバランスさせた「中庸」という生き方

宇宙の星々から人間の細胞まで、宇宙から生みだされた森羅万象、その個々の現象には必ず「陰」と「陽」があります。しかも、すべては陰と陽の両方の性質を併せもっているのです。

この世に絶対的なものなど何もありません。陰と陽も相対的な関係で決まり、かつそれは常に変化しています。

では、何を基準にあるモノや現象を陰といい、陽というのでしょうか。

陰は外に向かって広がろうとする状態、または作用であり、陽は内に向けて縮まっていこうとする状態、または作用をいいます。ですから、拡大するもの、遠心力は陰であり、収縮するもの、求心力は陽なのです。モノの表面と内部とを比較すると、表面は遠心性・拡散性の結果として陰であり、中心部分は求心性・収縮性の結果として陽となるわけです。

男性と女性が引きつけ合うように、陰と陽は反対のものだからこそ引き合い、互いにないものを相補いながら一つのものになろうとします。このあたりはイメージしやすいでしょう。陽どうし、陰どうしは反発しますが、大きな（あるいは強い）陽は、その力や包容力によって小さな（あるいは弱い）陽を引きつけ、同様に大きな陰は小さな陰を、強い陰は弱い陰を引きつけるのです。

同じものばかりが寄り集まると、バランスの悪いいびつなものになるように、陰と陰、陽と陽が重なると、偏ったものになってしまいます。ですから先に書いたように、陰どうし、陽どうしは反発しあうわけです。

ただしこのとき、反発しあっている現象・作用の部分だけを見ると、互いをしりぞけている敵対的な関係に見えますが、これを大きな視点で見ると、全体としてはより高次の調和や統一に向けて、新たな秩序をつくろうとしていることがわかるでしょう。

また、拡散（陰）と収縮（陽）の循環を、私たちは食に見ることができます。ものを食べれば消化がはじまりますが、これは食物の分解作用ですから拡散的な陰の働きです。食物が消化されることで生まれた栄養素は、血液によって体の隅々に運ばれ、さまざまな細胞組織がつくられます。この作用は収縮性の陽の働きです。

こうして体内の組織は、常に新陳代謝《しんちんたいしゃ》（古いものを新しいものと置き換える作用）のためのエネルギーを食物の摂取に求め、再び食べる、消化する、新しい組織をつくる、という陰陽の循環が繰り返されます。ただし、細胞組織は同じように見えても、そこでは常に新陳代謝がおこわれているわけですから、同じものなど一つもありません。

あるいはまた、季節の移り変わりがそうであるように、陰陽は常に変化し、かつ入れ替わります。酷暑の夏（陽）が極まれば、釣瓶《つるべ》落としに秋（陰）へと変わり、冬（陰）の酷寒が極まったあと、雪解けの野に春（陽）の花々が一気に咲きほこるのです。

	陰	陽
全般	遠心力	求心力
傾向	拡散	収縮
機能	拡散	融合
	分散	同化
	分離	集合
	分解	編成
動き	より不活発、緩慢	より活発、敏捷
振動	短波、高周波	長波、低周波
方向	上昇、垂直	下降、水平
位置	外部、周辺	内部、中心
重量	軽い	重い
温度	寒い	暑い
光	暗い	明るい
湿度	湿っぽい	乾燥
密度	薄い	濃い
寸法	長い	小さい
外形	膨張性、もろい	縮小性、丈夫
形状	長い	短い
感触	柔らかい	硬い
原子	電子	陽子
元素	O、N、K、P、Caなど	H、C、Na、As、Mgなど
環境	振動……………… 空気………………	水……………… 土
気候風土	熱帯性	寒帯性
生体	植物性	動物性
性	女性	男性
器官構造	うつろ、膨張性	充実、圧縮
神経	末梢、交感神経	中枢、副交感神経
行為	優しい、消極的	活発、積極的
仕事	心理的、精神的	肉体的、社会的
次元	空間	時間

▲陰陽の例

同様に、月は満月になれば、あとは欠けるしかなく、真昼は夜に向けて、真夜中は朝に向けて自らを変えていくのは、実体験的に理解していただけるでしょう。

また、物事の隆盛《りゅうせい》は陽の増加を意味しますが、陽が増えつづけると、必ずどこかで陰への転換がなされます。どのようなものも、栄華《えいが》の道を永遠に歩みつづけることはできません。急に栄えたものはあっという間に滅び、ゆるやかに栄えたものは徐々に滅んでいくのです。

ですから、安定的かつ持続的な幸福や平和を実現するには、繁栄のなかにあって適度に陰をとりこみ、陽が過剰になることを抑えなければなりません。陰と陽のどちらにもかたよらない中庸をつくりだすことこそ、心身を健康な状態に維持するための大切な点なのです。

そして、それはまた、宇宙の秩序と調和した生き方といえるでしょう。

◇――陰陽における天と地のエネルギー

さて、以上述べてきた陰陽の世界に、今度は「エネルギー」という概念をつけ加えてみましょう。すると、さらに多くのことがわかってきます。そして、その向こうに見えるのが、マクロビオティックの広大な世界なのです。

私たちは地球の上に住んでいます。地球に向かって宇宙のエネルギーが入ってくる一方、地球からも外に向かってエネルギーが出ており、私たちはこの二つのエネルギーを受けて生きているのです。では、この二つのエネルギーとは、それぞれどのようなものなのでしょうか。

地球は自転していますから、当然そこには回転するコマと同じく外に向かう遠心力が生じています。つまり、地球から宇宙に向けて発せられているのは、遠心性をもった拡散的な陰のエネルギーです。一方、宇宙から地球に向かってやってくるのは、地球の中心に収斂《しゅうれん》していく求心性をもった陽のエネルギーなのです。

これらのエネルギーの作用は、たとえば植物に対して端的にあらわれます。地球の赤道近くは遠心力（陰のエネルギー）が最も強く働くため、この地域の植物は天に向かって大きく生長するわけです。逆に、南極や北極に近づけば近づくほど遠心力は弱まり、加えて天からの収縮性をもった陽のエネルギーが強く作用するため、その地域での植物は大きく育ちません。

また、この二つのエネルギーはまっすぐにではなく、スパイラル運動をしながら地球に向かい、あるいは地球から出ていきます。というのは、先に述べたように地球が自転運動をしているからです。

この自転は地軸に沿って西から東に向けて（地球儀でいえば右方向へ）の回転ですから、地球を北極の側から眺めると、地球は反時計方向に回っていることになります。したがって、地球から宇宙に出ていく陰の遠心的エネルギーは、自転とは逆方向に、つまり時計回りにスパイラル運動をしながら出ていくわけです。

逆に、宇宙からのエネルギーは、地球に向けて直線上に入ってきた場合、自転と同じ方向の回転運動が与えられます。つまり、天から地にいたる陽の求心的エネルギーは、反時計回りにスパイラル運動をしながら入ってくるのです。

地球上に生きるものは、すべてこの二つのエネルギーの影響を受け、地球上にあらわれる現象は、すべてこの二つのエネルギーによって起こっています。どちらか一方のエネルギーによるものはありません。森羅万象、すべての存在と現象が、天と地の力、求心力と遠心力、つまり陰陽二つのエネルギーによって成り立っているわけです。

宇宙からのエネルギーは、主にスピリチュアルなもの、思考や考え方の源となり、地球からのエネルギーは、主に肉体や食物の源になると考えていいでしょう。

◘——人体での陰陽、動植物での陰陽

もう一度繰り返すと、天の力、つまり地球に向かう「求心性のエネルギー」が「陽」で、地の力、つまり地球から出ていく「遠心性のエネルギー」が「陰」でした。私たちは、天の力が入ってきたとき息を吐き、地の力が入ってきたとき息を吸います。逆からいえば、私たちは呼気するときに天のエネルギーをとりいれ、吸気するとき地のエネルギーをとりいれているのです。このメカニズムは、私たちの体の中におけるさまざまな陰陽の作用と深く関係しています。

人体における典型的な陰陽をあらわしているのが、相反する働きをもつ二つのホルモンでしょう。たとえばそれらには、男性ホルモンと女性ホルモン、甲状腺と副甲状腺、インシュリンと反インシュリンがあります。

陽である天のエネルギーが入ったとき、つまり息を吐くときに分泌《ぶんぴつ》されるのが、男性ホルモンであり、副甲状腺のホルモンであり、インシュリンです。これらのホルモンがすべて陽であることは、いうまでもないでしょう。逆に、陰である地のエネルギーが入ったとき、つまり息を吸うときに分泌されるのが、女性ホルモンであり、甲状腺ホルモ

ンであり、反インシュリンであって、これらはすべて陰のホルモンです。

このように、私たちの体は、天と地のエネルギーを両方受けることで、陰と陽のバランスをうまく保っています。と同時に、この二つのエネルギーによって、私たちは、そして動植物は成長しているのです。

ただし、陰陽のバランスがぴったりと均衡《きんこう》しているような状態はありえません。常にどちらかが大きく（強く・多く）、どちらかが小さい（弱い・少ない）のです。

たとえば植物でいうと、天に向かって幹を伸ばし、拡散的に枝葉を広げる植物は、陰のエネルギーが強いといえるでしょう。とはいえ、その植物も地中では根を地球の内部に向けて張り広げているわけですから、陽の力がないわけではありません。

先にも述べたように、バナナや椰子《やし》の木のように、赤道近くに生育する熱帯性の樹木は、地球の自転によって生じる遠心力を強く受けているわけですから、陰のエネルギーが非常に強い植物です。しかし、熱帯性の植物でも、陽のエネルギーの影響を強く受けたものは、それほど高い樹木にはなりません。

逆に、大根や人参のように、地中の根や茎が大きく生長する植物は、陽のエネルギーを強く受けたといえます。ただ、この場合も、大根や人参は地上に葉を広げますから、陰のエネルギーもちゃんと受けているわけです。

このように、植物は一般的には陰であっても、多かれ少なかれ陽を含んでいます。種類によっては、陽のほうが強いものも存在するわけです。つまり、陰陽は固定的なものではなく、程度の差によっていずれにも変化し、あらわれるものといえるでしょう。

一方、動物は植物に対する存在として陽のエネルギーが強いのですが、陰を含まない動物はいません。ただ、基本的には、陽である動物は陰である植物に引かれ、それを食べるわけです。肉食動物は植物を食べないと思われるかもしれません。たしかに、肉食動物は牛や羊を捕食しますが、その牛や羊は草食動物として植物のエネルギーを波動として保持しています。そのため、肉食動物もまた間接的に植物を食べているのです。

◇——男と女、そして陰陽の融合と調和

さて、前項では体内における男性・女性ホルモンの陰陽に触れましたが、そもそも男性と女性は、天地の陰陽を具現した典型的な存在といえます。

男女とも、天地の二つのエネルギーに影響されていますが、男性は自らの性の形成においてより強く天のエネルギーの影響を受けた存在であり、女性はより強く地のエネルギーの影響を受けた存在です。

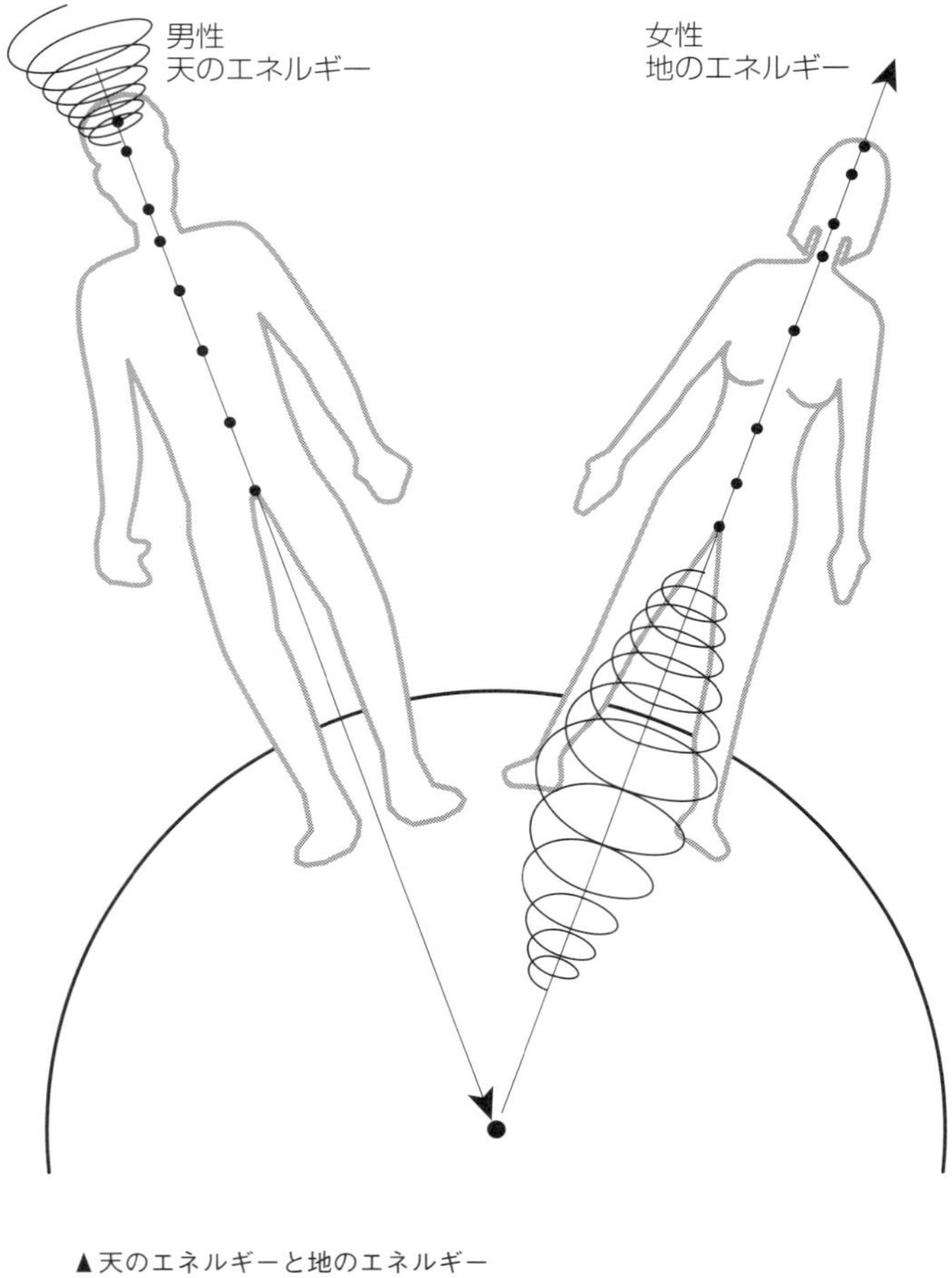

▲天のエネルギーと地のエネルギー

あるいは、求心的な陽のエネルギーをより多く備えもつ人を男といい、遠心的な陰のエネルギーをより多く備えもつ人を女という、と考えてもいいでしょう。いずれにせよ、古来より東洋で男性を陽とみなしたり、天に結びつけたり、あるいは逆に、女性を陰とみなしたり、大地と結びつけたりするのは、こうした思想に基づいているのです。

ただ、陰陽という考えは思想であっても、天地のエネルギーには実体があります。それは地球の自転によるスパイラルな運動体として、男性では多く天から地に向けて、女性では多く地から天に向けて放射されているのです。このエネルギーの存在と動きを、私たちは簡単に確認することができます。

では、さっそく実験してみましょう。まず、導電性のメタルと三〇～四〇センチほどの糸の用意してください。メタルとしては五円玉が適当でしょう。その穴を利用して糸の一方に五円玉を結わえ、もう一方の端を指でつまみます。

糸に吊した五円玉を男性の頭の上にかざしてください。しばらくすると、五円玉が時計とは逆回りに回転しはじめるでしょう。これは天のエネルギーが、男性の頭上に降下している動きをあらわすものです。一方、同様にして五円玉を女性の頭の上にかざすと、今度は男性とは逆に、五円玉は時計回りに回転しはじめるでしょう。これは地のエネルギーが、女性の頭を通って頭上の方向に上昇している動きをあらわしています。【注】

次に、男女二人に手を握りあってもらってください。すると、それまで回転していた五円玉が、ゆっくりとその回転を止めていくのがわかるでしょう。これは、陰陽二つのエネルギーが融合し、調和をつくりだしたことをあらわしています。言うなれば、「愛」ということになるでしょう。

▼5円玉を使った陰陽の実験

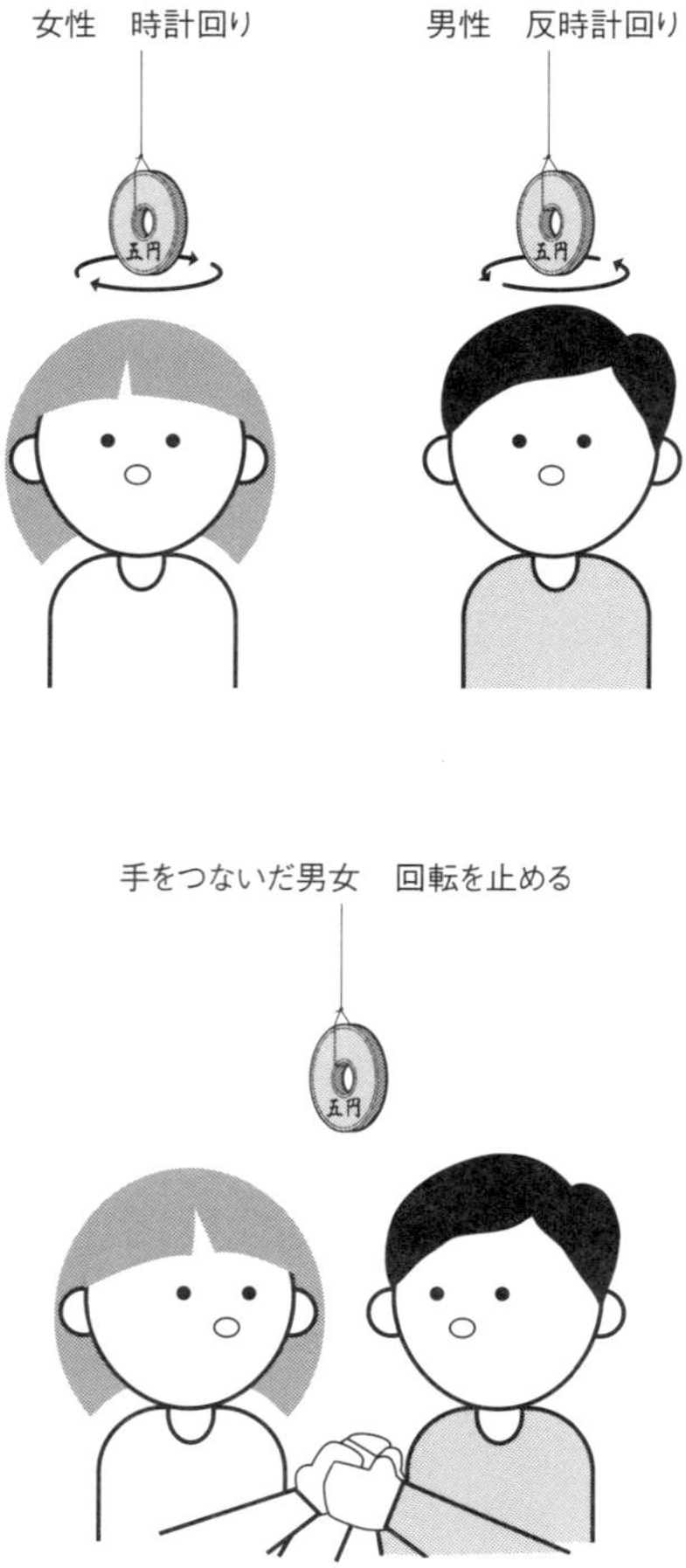

陰陽の融合・調和は、なにも男女の愛にかぎったことではありません。たとえば、両の手を重ね合わすこともその一つです。これも、糸に吊った五円玉で確認しましょう。左右の手のたとえば親指に五円玉をかざすと、同じ親指でも左右で五円玉の回転方向が逆になります。次に人差し指に五円玉をかざすと、左右の手それぞれで親指とは反対方向に回転し、したがって左右の手の人差し指どうしでも、五円玉は反対方向に回転するわけです。この動きは、五本の指すべてについていえます。

▼手の指にも陰陽がある

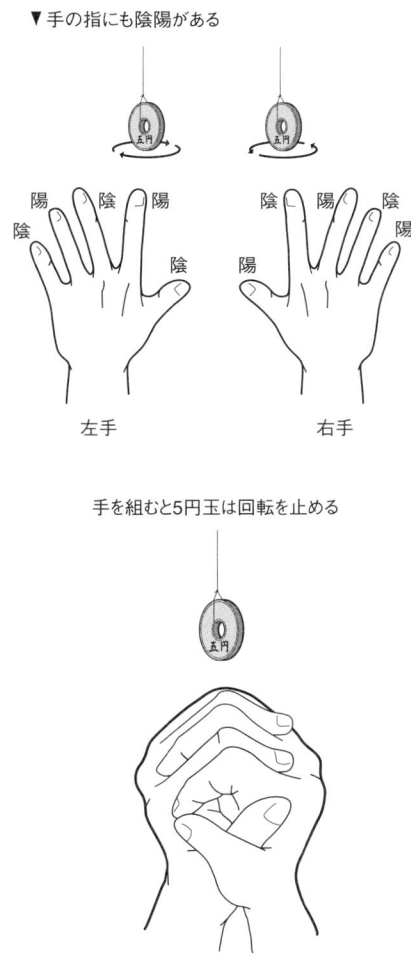

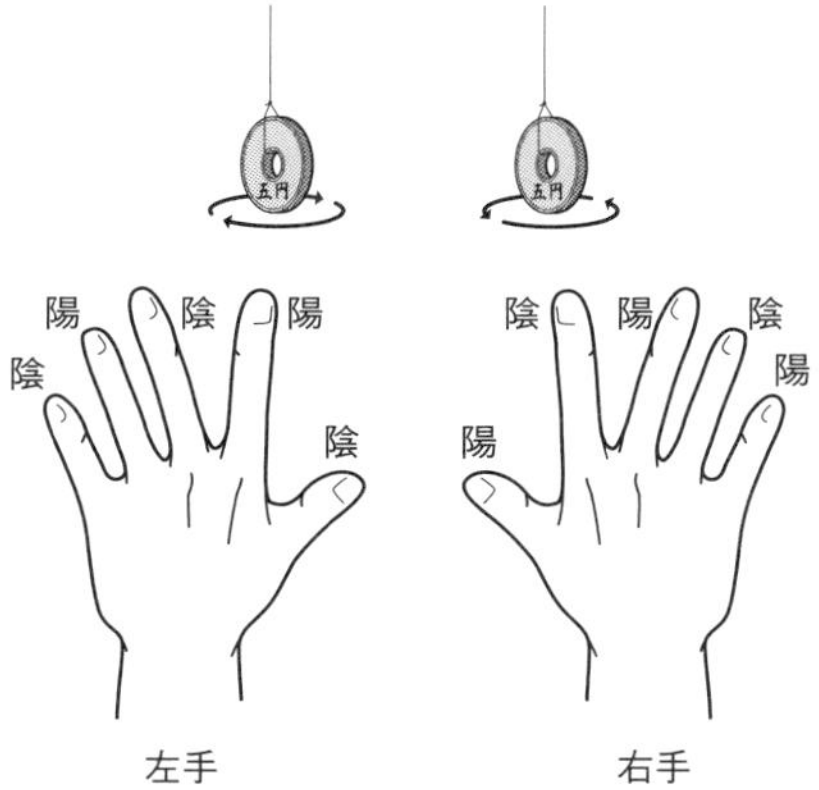

手を組むと5円玉は回転を止める

つまり、片方の手の指が親指から順に小指に向かって陰・陽・陰・陽・陰なら、もう一方の手の指は、同様に陽・陰・陽・陰・陽の順となっているわけです。両の手のひらを合わせるとは、それぞれの指の陰と陽とを重ね合わせることになり、陰陽の融合による調和がそこに生みだされます。

このとき、五円玉を頭上にかざしても、もはや回転することはありません。この手の形が東洋においては神仏に対する祈りの形、あるいは瞑想《めいそう》するときの形であることは、もはや説明するまでもないでしょう。

【注】 ここでいう「反時計回り・時計回り」は、北半球における回転方向です。南半球では、この向きは逆になります。

◇――七つのチャクラとその形成

さて、天からのエネルギーは頭頂部の旋毛《つむじ》部分から入り、順に中脳、口蓋垂《こうがいすい》（いわゆる「のどちんこ」）、咽喉《いんこう》（のど）、心臓、胃、膵臓《すいぞう》、腹（丹田《たんでん》）を通り、最後に性器から地に抜け出ます。地のエネルギーは、天のエネルギーとは逆方向に、つまり性器から旋毛部分に向けて体の中心を貫通して流れます。

こうして天地、陰陽の二つのエネルギーは、その通路でぶつかって、体の中に「チャクラ」という渦巻きを生じさせるのです。チャクラが形成される七つのポイント（旋毛、中脳、口蓋垂＋咽喉、心臓、胃＋膵臓、丹田、性器）は、電磁エネルギーの充電部として働く重要なエネルギースポットでもあります。

▼7つのチャクラ

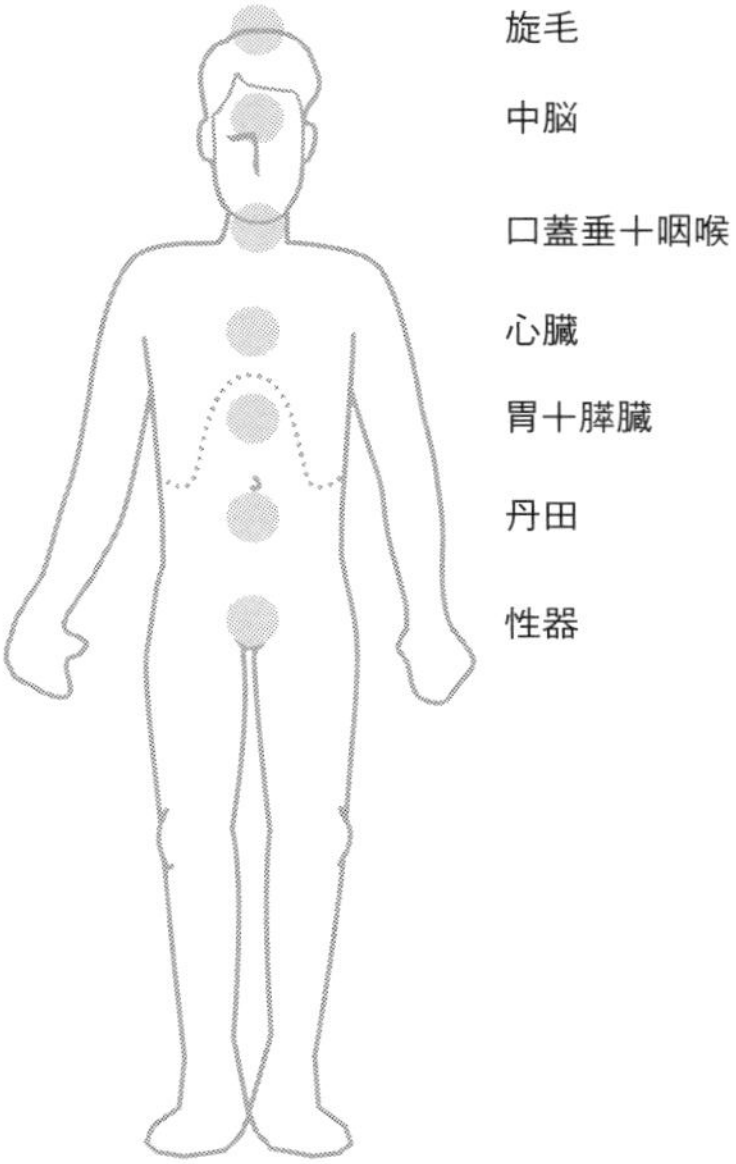

ただ、チャクラの形成は男女によって異なるため、以下、男女ごとに説明することにしましょう。では、男性から。

天のエネルギーが旋毛から入ると、まず中脳にエネルギーがチャージされ、そこから脳細胞全体にエネルギーが行きわたります。天のエネルギーはさらに下方に向かい、のどの奥に達して口蓋垂が形成されます。このとき、舌根にも天のエネルギーがチャージされ、そこから声帯、甲状腺、副甲状腺にエネルギーが伝達されて、これらの器官が活性化されるのです。

さらに天のエネルギーは心臓に達し、その周辺の諸器官を活性化させます。もちろん、心臓自体に対し、血液を送り出すための働き――拡張と収縮の継続的な運動をさせるのも、天からのエネルギーにほかなりません。

このエネルギーは次に胃（みぞおち部分）にチャージされ、そこから膵臓、肝臓、脾《ひ》臓《ぞう》、胆嚢《たんのう》、腎臓に行きわたると、さらに丹田にチャージされて小腸と大腸に達します。そして最後に股間を通って体の外へ抜けるのです。男性では、そこに第二の口蓋垂ともいえる器官として、陰茎が形成されます。さらに、陰茎の両側にできる渦巻きが睾丸《こうがん》となって、天のエネルギーを備蓄するのです。

一方、女性の場合はどうなのでしょう。女性も天のエネルギーを頭上から受け取りはしますが、股間から頭頂に向かう地のエネルギーのほうが圧倒的に強いため、体の下部で天のエネルギーは地のエネルギーに取って替わられます。その結果、男性のような陰茎はできず、小さな陰核（クリトリス）ができるのです。

また、地から股間に達する強い陰のエネルギーによって、穴が上に向かって開いてゆき、膣《ちつ》と子宮が形成されます。地のエネルギーはさらに丹田に向かい、そこで天から下降するエネルギーと出合って、体の左右に渦巻きができます。これが卵巣です。

さらに天と地の二つのエネルギーは心臓で再び合流し、ここでも渦巻き状のエネルギーが体の左右に発生します。これによって形成されるのが乳房です。

地のエネルギーはさらに上昇し、女性ののどと舌に上向きのエネルギーをチャージします。ですから、女性の声は高い音調となり、またその舌は男性よりもよく働くのだといえます。また、女性は上方に向かって生える長い髪を頭部に生やすのです。

◇――チャクラにはそれぞれの役割がある

先にエネルギーは波動だと述べましたが、念じる、想うといったエネルギーもまた波動となってあらわれます。チャクラに「想」あるいは「イメージ」が発生するわけです。

男性の場合の総合的な「想」（または「思考」）は反時計回りに、女性の場合は時計回りに総合的な「想」の波動が動きます。

これを先の〝糸に吊った五円玉〟で確認してみましょう。ここでは男性に立ってもらい、頭上に五円玉をかざします。

まず、好きな女性のことをイメージしてもらいましょう。すると、五円玉はゆっくりと回転しはじめます。次に、戦争の悲惨な情景を思い描いてもらいましょう。砲火が飛び交い、街は瓦礫《がれき》の山と化し、いたるところに血みどろの、あるいは焼け焦げた死体が転がっています。そんな場面をイメージすると、五円玉は大きくかつ荒々しく回転しはじめるはずです。

次は一転して、のどかな田園風景を思い浮かべてもらいましょう。子どものころ遊んだ野山の景色がいいかもしれません。小川を流れる清らかな水のせせらぎが聞こえます。水辺にはきれいな花が咲き、小鳥のさえずりが澄んだ空気をふるわせます。そんなイメージが喚起《かんき》されると、荒々しく回っていた五円玉は徐々にゆるやかになり、やがてゆったりした穏やかな回転に落ち着くでしょう。

そして、想いをやめると、五円玉の回転もまたゆっくりと停止します。

実は、チャクラにはそれぞれに役割があり、「想（イメージ）」を受けもつチャクラが、五円玉の実験をした旋毛部のチャクラなのです。ほかは順に、中脳のチャクラが「方向・確定」を、口蓋垂（舌を含む）と咽喉の部分のチャクラが「表現」全般を、胸部（心臓）のチャクラが「感情」を、腹部では上部のみぞおち（膵臓）あたりのチャクラが「知性」を、へその下の丹田が「社会性」を、そして最下腹部にある性器のチャクラが「セックス」を、それぞれ担当しているわけです。

たとえば、表現をしたいと思えば、口蓋垂や舌、さらにのどを含むチャクラが活発に動きます。同様に、感情的なことを考えれば胸に位置するチャクラが、知的なことを考えるとみぞおちに位置するチャクラが、社会性のあることを考えると丹田に位置するチャクラが、セックスのことを考えると下腹部（性器）に位置するチャクラが、それぞれ活発に働くのです。

したがって、人に上向きに横たわってもらい、それぞれのチャクラに先の五円玉をかざすと、そこで考えられたり望まれたりした種類によって、該当するチャクラの上で五円玉が回りはじめます。

ちなみに、この回転方向は反時計回りです。つまり、チャクラを正面から見た場合、その回転は男女の別なくみんな反時計回りになるのです。ただし、男性と女性とが向かい合わせになったとき、互いのチャクラは逆方向の回転になります。そこに、陰陽の融合と調和の契機が生まれるのは、もはや言うまでもないでしょう。

「心」は細胞の一つひとつに宿っている

チャクラだけではなく、渦を巻いているものにはすべて意識があると考えてください。地球上の水の動きにしても、宇宙の星雲の動きにしても、渦を巻くもの、スパイラルな運動をするものには全部、意識があるのです。

また、その渦巻きが伸びて末端に行き、小さな渦巻きとなるのが目に見えない細胞です。そこにも意識があります。というより、その細胞の一つひとつが意識であり心なのだ、といったほうがいいでしょう。「心は胸にあるのか？　頭にあるのか？」という疑問をよく聞きますが、心は波動が渦巻く細胞の一つひとつにあります。ですから、体全体が心なのです。

したがって、食の影響はすぐに体全体に達し、それは同時に心や意識のあり方を左右します。たとえば、獣肉や油っぽいもの、あるいはアルコールなどをとると、それらの荒々しい波動は肉体だけでなく精神の波動にもなり、多くの場合、闘争心となって敵対的な他者との競争を望むようになるのです。こうした食事が習慣化されると、その人の心もまた荒々しいものにならざるをえません。

逆に、玄米や野菜などを中心とする日本の伝統的な食事（穀菜食を主とした食事）をとっていると、中庸の落ち着いた波動によって精神が穏やかになってきます。そして他の人との協調、協力を率先して考え、また常に平和を願う気持ちが自然とめばえてくるのです。

このように、体の調和を促進し、意識を変え、肉体的・心理的・精神的な発達をとげるためには、どのような食べ物や飲み物を自分の中にとりいれるかがきわめて重要だといえます。人の心に対する食の影響とその重大さが、ここでも再確認していただけたのではないでしょうか。

ところで、意識は、天の波動（宇宙から地球の中心に向かう波動）と地の波動（地球から宇宙に向かう波動）が人体を縦に貫流《かんりゅう》していて、チャクラを形成しています。これが、人間の意識、精神、心をつかさどる幹なのです。

人間の場合は、植物とは逆に頭が根であり、上から下に向かって成長していきます。といったら、イメージしにくいかもしれませんが、このことは、赤ん坊から思春期にいたるまでの、人間の成長過程を思い浮かべればわかりやすいでしょう。

赤ん坊が快不快を表現するためには、まず喉部のチャクラが働くようになり、泣く・

笑うという最初の表現行為ができるようになります。成長するにつれて、次に胸部のチャクラが働くようになり、原初的な喜怒哀楽《きどあいらく》の感情が生まれるわけです。

幼稚園に行く前後になると、今度はみぞおち部のチャクラが働きだして、言葉をおぼえるとともに、ものの区別をしたり数をかぞえたりといった知的領域が発達しはじめるのは、みなさんも経験的にご存じでしょう。そして、一〇歳前後になると丹田のチャクラが働きだして社会性を身につけはじめ、思春期を迎えるころにはセックスに関する下腹部（性器）のチャクラが働きはじめるのです。

チャクラから全身に延びる「経絡」

こうしたチャクラの一つひとつから、神経や血管のように全身に向けて枝が伸びていきます。この枝が「経絡《けいらく》」とよばれるものです。

チャクラを見いだしたのはインドであり、また中国医学では経絡についての詳細な研究がありますが、これらは今まで個別に扱われてきました。この両者を統合し、天と地のエネルギーの流れ、そして人体におけるエネルギーと意識の流れを全体像としてとらえたのが、マクロビオティックの陰陽の思想なのです。

また、経絡は体をめぐる何本かの幹線道路のように考えられてきましたが、これも真理の一部でしかありません。実は経絡は見えない細胞の一つひとつに向けて、無数に枝分かれしています。陽性である人間の求心性のエネルギーによって、人間の経絡は内へ内へと分化しつつ、伸びていくのです。

これとは逆に、大地に根を下ろし、上へ上へと成長していくのが植物です。木にも草花にも幹があって、幹の節から枝が分かれ、外へ外へと伸びて葉がつきます。これは、陰性である植物の拡散性のエネルギーによるものといえるでしょう。

人間を含めた動物が求心性、つまり陽で、植物が遠心性、つまり陰になります。

木の枝につく葉に相当するのが人間では細胞です。先にも述べたように、これは渦巻きの末端ですから、当然意識があります。したがって、体全体の細胞に意識、つまり心があるわけです。

意識があるのは目に見えない細胞です。チャクラも経絡も目には見えません。こうした「目に見えないが、たしかに存在し、人間に固有の重要な機能を果たしている」ものを、ここでは「スピリチュアルな存在[注]」ということにしましょう。

こうしたスピリチュアルな存在は絶えず変化しています。これが変化し、動く状態を「心」といっているのです。ですから、想（イメージ）の変化は、チャクラから細胞に変化を与え、逆に、どこかの細胞が意識を発すればその意識は直接間接に全細胞に伝わり、もちろん、チャクラにも、全身にも伝わります。

【注】「スピリチュアル（spiritual）」とは、「スピリチュアリティ（spirituality）」の形容詞で、平たくいえば、物質性や我欲を超えた崇高な境地を意味する言葉です。私たちはこの言葉を、「肉体的・物質的」存在（概して目に見えるもの）と区別するために、また、人間にしかない精神性の高さをあらわすためにつかっています。しかし、これを日本語に訳すと「霊的（霊的存在→霊体）」「霊性」という言葉になり、どうしても宗教的な概念が強く感じられてしまうため、ここではあえて英語のままでつかうことにします。

「経穴」がエネルギーバランスを調整する

細胞について、ここでまとめておきましょう。

前項で述べたように、目に見えないスピリチュアルな細胞には、天地のエネルギーとともに想念や意識（いわゆる「想い」）の波動が経絡を通じて届いています。経絡は天地のエネルギーの通り道であり、想いの波動もまた経絡を通ってスピリチュアルな細胞に伝えられるからです。

想いの波動は、たとえばイルミネーションのように明滅《めいめつ》（明るくなったり暗くなったり）しながら経絡を流れている、とイメージしてもらえればいいでしょう。この明滅する光の流れをコントロールするセンターであり、体内での分岐点にあたるのがチャクラです。

たとえば肺の経絡はみぞおちのチャクラから発して、親指にまでいたります。その経絡が分かれて人差し指にきて、ここから大腸の経絡がはじまり、丹田のチャクラにつながっていくのです。

このように、経絡はチャクラから出てチャクラに帰ってきますが、その途中で経絡は分岐に分岐を重ねます。その幾万幾億に分かれた経絡を通って、想いの明滅する光は末端のスピリチュアルな細胞にまで行き着くのです。

これが想いの構造であり、心の構造といってもいいでしょう。この構造に、食物から摂取したさまざまな栄養やミネラルなどの養分を血液によって分配すると、それらは目に見えますから、目に見える肉体的な細胞として理解されるわけです。

さて、みなさんもご存じのとおり、鍼《はり》や灸《きゅう》などをすると効果のある体の部位をツボといいますが、経絡に沿ってあるツボを「経穴《けいけつ》」といいます。スピリチュアルな細胞のエネルギーが足りなくなったときは、この経穴を通じてエネルギーを補給するわけです。

また逆に、スピリチュアルな細胞のエネルギーが高すぎるときには、ここから余分なエネルギーを排出します。

経穴は経絡に沿ってたくさんあって、それらが外部からエネルギーをとりいれたり、内部の余分なエネルギーを排出したりして、心身のエネルギーバランスを調整しているわけです。その調整機能が順調におこわれているとき、心身の健康がよい状態といえます。しかし、この経穴がふさがれると、調整がうまくおこなわれなくなり、心身の健康がくずれてしまうのです。

経穴をふさぐのが、獣肉や鶏肉、卵、ミルク、チーズなどの脂肪分の多い食品にほかなりません。また、過剰にとった単糖類や複糖類も脂肪に変わります。これらを食べすぎたり継続的にとりつづけていると、ちょうど汗腺や皮膚呼吸のための穴がふさがれるように、経穴もまたふさがってしまうのです。

このとき、肉体的細胞のレベルでさまざまな活動が停滞して病気が発症するだけでなく、スピリチュアルな細胞のレベルでも、想いや心の活動が停滞してしまいます。そのことによって、人間独自の高い精神性とそれに基づく幸福への希求、人々への愛、平和への願いが損なわれてゆくのです。

＊

以上、この章で述べてきたことを踏まえ、陰陽の考え方に基づく「食」の原理と正しい取り組みについて、次の章で説明することにしましょう。

第3章

食事の原理と正しい取り組み

◇――大切なのは陰陽の食バランス

「食」における陰陽の考え方は、東洋思想ばかりでなく、古代の西洋にもありました。たとえば、西洋医学の始祖といわれるヒポクラテスは、病気の原因を食事内容と水や風に代表される環境とに求めたのです。ドイツの「病気予報【注】」もそうした流れを汲むものといえるでしょう。

マクロビオティックでは、食事の内容を理解したり、体調を崩したり病気になったりする原因を理解するツールとして「陰」と「陽」という言葉をつかいます。陰陽は、概念的理解を促すために単純化したものです。

ただし、たとえば「男と太陽は陽で、女と月は陰だ」というように、陰陽は固定した二元論ではありません。前章のはじめに「一二の法則」として掲げた内容にあるとおり、実に動的でダイナミックな考え方なのです。

とはいえ、食事を論じるのに陰陽の考え方だけで物足りないという人は、食事内容を細かく分析的に考えてもかまいません。ただし、そうすると栄養素だのカロリー計算だののの袋小路に踏み込んで、結局どうすればいいのかがわからなくなるおそれがあります。

つまり、分析的なアプローチでは、食に関して、大局的かつ実際的な理解をしにくいのです。

陰陽という観点からは、陰と陽とのバランスをいかにとるかだけを考えればいいわけですから、こんな簡単で実践的な考え方はありません。

陰が多すぎれば陰の摂取を抑えて陽をとり入れ、陽が多すぎれば陽の摂取を抑えて陰をとりいれる。そうすることによって、安定した中庸の状態をつくりだすのが、食に関するマクロビオティックのアプローチなのです。

もっとも、体が大きく陽に振れ、それを戻すために大きく陰に振るという方法は、まるで小舟を嵐の海に投げ入れるようなもので、体にとっても心にとってもいいことではありません。ですから、ことのはじめから陰陽のバランスがとれた食物、中庸《ちゅうよう》の食事をとることが肝要といえます。

その食事こそ、温帯地方においては玄米や雑穀を主食とする伝統的な日本食にほかなりません。これを図式化したのが、113ページに掲げる「マクロビオティック食事法ガイドライン（温帯性気候用）」です。これを「マクロビオティック食」とか「マクロビオティック標準食」ということもあります。

このガイドラインについての詳しい説明は、姉妹編『やさしくはじめる』に記しましたので繰り返しませんが、マクロビオティックではこれをなぜ、わざわざ、「温帯性気候用」と銘打つのでしょう。あるいは、マクロビオティックはオーガニックや自然食とどう違うのでしょう。

この章ではこうしたことの説明を通じ、マクロビオティックの特長について述べることから書きはじめたいと思います。

【注】ドイツでは、気象と病気がきわめて関係の深いものと考えられ、昔から研究が盛んにおこなわれてきました。実際、ドイツのテレビや新聞では、気象の変化にともなう〝病気予報〟をやっています。ただ、こうした自然と人間を包括的にとらえる研究は、むしろ日本が先端を行ってしかるべきではないでしょうか。日本にはそうした伝統があったのですから、分析的なもののとらえ方から早く脱してほしいものです。

◇――マクロビオティックとオーガニックの違い

第1章では人類の進化と食との関係について述べましたが、食は人間の一生涯と深くかかわっています。ですから、みなさんには食の意味を人生の問題として考えていただきたいと思います。というのも、マクロビオティックは食を通じて人生全体の関係を扱

▼マクロビオティック食事法ガイドライン（温帯性気候用）

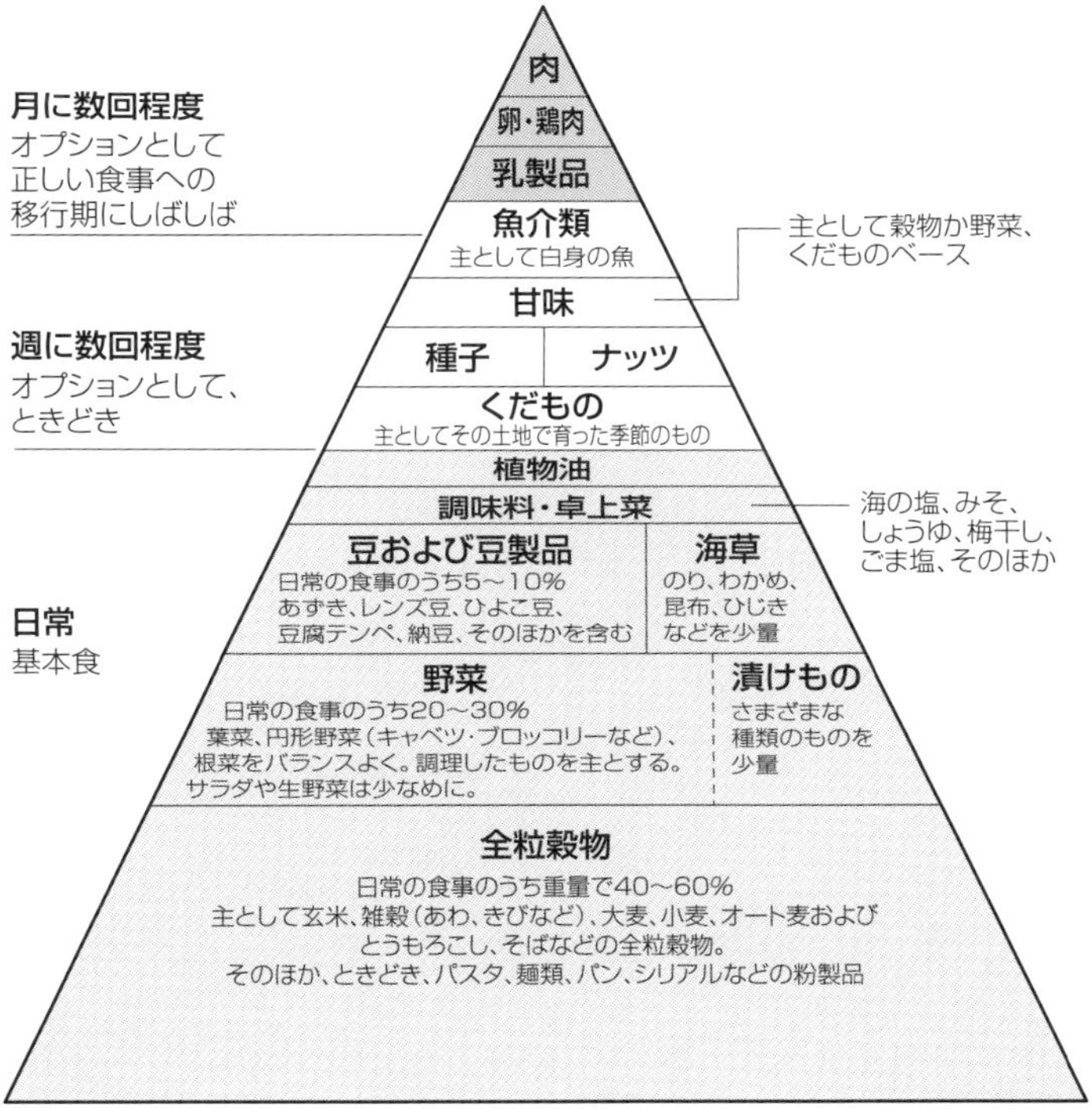

©2000, Michio Kushi

スープ……1日に1～2回か、あるいは週に数回程度、穀物、野菜、豆、海草などを具にしてスープの形で摂取する。さらに、これらの食べものを用いた料理を加えてもよい。
水……ふだんの湯茶には刺激のない飲みもの（番茶・くき茶・玄米茶・麦茶など）、調理や飲み水には湧き水、井戸水、ろ過水など、自然でクリーンな水を用いる。
食物の質……食物は自然のもの（遺伝子組み換えがされていない）、できるだけ有機栽培で、自然な伝統的手法により加工されたもの、そしてガス、薪、そのほかの自然の燃料で調理されたものがよい。

※ガイドラインは平均的なものであり、気候、環境、文化的・民族的伝統、男性か女性か、年齢、活動量、各自のコンディション、各自のニーズなどに応じて調整してよい。

っているからです。

そこで、前項で述べたように、マクロビオティックがオーガニック（な食材摂取運動）や自然食（運動）とどう違うかについて説明してみましょう。

簡単にいえば、オーガニック食材は農薬や化学肥料をつかわなければ合格です。自然食はオーガニック食材などをつかって、人工的に加工処理されたものや添加物の入ったものを避けます。こうした条件さえ満たせば、その食材はオーガニックであり、あるいは自然食とよんでいいわけです。

マクロビオティックもまた、オーガニックな食材や自然食にベースを置いてはいます。しかし、オーガニックであり自然食だからといって、すべてがマクロビオティックとして受け入れられるわけではありません。

たとえば、バナナという食材を考えてみましょう。栄養学ではバナナ一本が何カロリーで、含まれている栄養素は何かを明らかにします。ただし、カロリー制限を施すことはあっても、食べること自体を禁じるようなことはしません。また、そのバナナが熱帯に自生していたものであれば、オーガニックであり自然食でもあるわけです。ですから、食べることについては何の問題もありません。

ところが、マクロビオティックでは温帯地域に住んでいる人には、熱帯地域で採れるバナナをなるべく食べないようにすすめています。人生の問題にかかわるからです。そこが、オーガニックや自然食の考え方との大きな違いといえるでしょう。

では、なぜバナナを食べないほうがよいのでしょうか。これには、少し〝波動〟についての説明が必要です。

◇――荒々しい波動が悪影響を及ぼす

波動とは、ひと言でいうなら、「生のエネルギー」のことです。それは、細かな波として伝わってくるものとしてイメージできます。私たち人間は、誰もが均等に天と地からの波動をエネルギーとして享受《きょうじゅ》しているのは、すでに述べたとおりです。

ただし、個々の人間の人生にかかわる波動は、直接食べ物を通じて入ってきます。食べ物にはそれぞれ固有の波動があり、それは食べ物が分解されたのちに、チャクラを中継点とし、経絡《けいらく》を通じて、私たちのスピリチュアルな細胞の一つひとつにさまざまな影響を及ぼすのです。このことは、栄養素を分析する近代栄養学ではわかりません。

ところで、私たちには、愛とか同情とかいった感情、あるいは想念や意識というものがあります。そうした精神世界のなかで、私たちは夢や希望をいだき、それを実現しようとします。いろんな夢を描けること自体、しあわせなことです。そして、その夢がつぎつぎと実現すれば、楽しい人生、幸福な人生だといえるでしょう。

ところが、荒々しい波動をもっている肉を食べると（あるいは肉食を習慣化すると）、その波動が最終的にスピリチュアルな想念の波動を変化させ、その結果、寝ているときに怖い夢を見るようになります。起きているときにも、猜疑心《さいぎしん》や妄想が湧いてくるようになるでしょう。

荒々しい波動が私たちの精神世界に悪い影響を及ぼして、真実の世界をありのままに見ることができなくなってしまうのです。

こうした影響を及ぼす食材は、肉食だけではありません。実は、先ほど例に挙げたバナナもそうなのです。熱帯で育った食材は、温帯に住んでいる人の心に対して、悪い影響を与える異質の波動をもっているからです。

これを陰陽で説明しましょう。赤道近くの地域は、地球の自転による遠心力（拡散する陰の力）が最も強いため、この地域で育つ植物は、陰性の傾向をもつ植物のなかでもことにそれが強くあらわれます。つまり、熱帯産のバナナは陰性がことのほか強く、温帯の気候、風土に合わないのです。一方、獣肉は陽性が強く、これらはともに、穏やかな温帯で暮らす人の中庸の性質（陰陽のほどよいバランス）を乱すことになります。[注]

栄養学でも、オーガニックや自然食の考え方からでも問題のないバナナを、マクロビオティックでは摂取をすすめない理由は、まさにここにあるのです。

【注】熱帯地方に住んでいる人は、もともとその地域に固有の波動と心身をバランスさせているわけですから、バナナを食べても問題はありません。マクロビオティックが各地域の伝統食を重んじるのは、それが長い歴史によって形成されたことによって、それぞれの地域に固有の波動と調和しているからです。ですから、熱帯地域のマクロビオティック食には、温帯地域ではなるべく避けたほうがよい熱帯性の植物や果物、香辛類などを含んでもよいのです。

マクロビオティックが人々の夢を実現させる

「荒々しい波動」とは、陰陽でいえば、陰または陽が過剰に強い波動、ということになります。ですから、怖い夢や妄想などの出現、総じて精神世界の乱れをなくそうと思えば、陰陽では中庸、波動では穏やかな穀物や野菜を食べて、中和すればいいのです。

中和とは、荒立つ波を平穏に鎮《しず》めるというイメージでとらえてください。過剰な陰（または陽）に対して、その対極にある過剰な陽（または陰）をとりいれるのは、波をさらに荒立たせるだけで、鎮めることにはなりません。

ですから、中和とは、具体的には先に掲げたガイドラインに基づく食事（マクロビオティック食）をとりつづけることです。これを実行すると、悪夢や妄想はスッと消えてしまいます。その結果、真実の世界が見えるようになり、何をどうすればいいか、惑《まど》うことなくわかるようになるのです。だからこそ、私たちは夢に向かって着実に進むことができ、やがてはその夢を実現できるようになるでしょう。

逆にいうなら、人間は自分の夢を実現したり、平和で調和のとれた人生を送り、また幸福になるためには、食べ物のもっている波動によって、心や意識という波動のレベルをどんどん高めていく必要があります。これを可能にするのがマクロビオティック食にほかなりません。マクロビオティック食は、人間を常に平和で、高いレベルに成長させる源なのです。

マクロビオティック食をつづけていれば、心が穏やかになり、記憶力も増大します。また、人格がどんどん向上し、愛と慈《いつく》しみの心で他の人に接するようになり、世の中に対しては恒久的な平和を望むようになるのです。言うなれば、私たちの心や意識の源であるスピリチュアルな波動の流れや細胞のすべてが、煩悩《ぼんのう》や我欲に曇らない目で自らを見据え、同時に外的世界をも見定めるのです。

ですから、マクロビオティックでは、荒々しい波動を起こす食べ物はできるだけ避け、平和で穏やかな、非常に高度な波動を出す食べ物をとりつづけることを推奨しています。また後述するように、荒々しい波動を起こす調理法はなるべく避けるように指導しています。

ここでいう「高度な波動を出す食べ物」こそが、全粒穀物《ぜんりゅう》や野菜を中心に据えたマクロビオティック標準食なのです。

なお、食材の選定とともに重要なのがその調理法ですが、これはさほど難しいことではありません。次にその基本を説明しますので、マクロビオティックの料理方法に関する理解も深めてください。

◇料理の本質は陰陽のバランス調整

料理法に関していちばん大切なポイントは、電子レンジは絶対につかわないということです。電子レンジは荒々しい波動を食材に与えてしまうからです。

また、電気で料理することもお勧めできません。本来であれば、薪《まき》や炭がいちばんいいのですが、現代の生活ではそうもいかないでしょうから、せめてガスで調理するようにしてください。

先に、私たちの体全体が心だと説明しました。もちろん、生物学的な個々の細胞は肉体ですが、波動によって励起《れいき》される（より高いエネルギー状態に移る）スピリチュアルな細胞は心であり、細胞自体がものを思う力をもっています。ということからして、実は、肉体とスピリチュアリティの二つで合成されたものが私たちなのです。

ここでもう一度、天地と陰陽の波動（エネルギー）について復習しましょう。私たちは地球上に住んでいて、地表にあっては宇宙からやってくる、上から下に集まる収縮性のエネルギーを受けています。これが「天の波動」です。一方、自転している地球から宇宙に向けて上昇し、下から上へ発散するエネルギーも受けています。これが「地の波動」です。

集中・下降するものは陽で、発散・上昇するものは陰ですから、宇宙・天の波動が陽、地球・大地からの波動が陰になります。ここまではいいでしょうか。

この陰の拡散性をもった地からの波動を受けているのは、けっして人間だけではありません。穀物や野菜などの植物も、同様の波動を受けているのです。

それらを食べる際に、食材のもつ波動を自分のスピリチュアリティにふさわしいように、あるいはそれを高めるように料理することができます。

その基本は「一物全体《いちぶつぜんたい》」の原則――食材を勝手に削ったり細分化したりせず、全体を一つのものとして食べること――の遵守《じゅんしゅ》。たとえば穀物は重要な部分を削った白米（精米）ではなく、ミネラルやビタミン、食物繊維などを豊富に含む玄米として食べることです。野菜もまた全体でバランスがとれた食材ですから、たとえば大根でいえば、根の部分も葉の部分もともに食するようにしてください。

また、食材の加工では、熱を加えたり香辛料をつかって、発散性をもったエネルギーを強めることもできるわけです。あるいは水を加えることで、少し漂うような穏やかな波動にもできます。

言うなれば、これが料理の本質なのです。つまり料理とは、相反するエネルギーのバランスを調整し、陰陽のいずれにも偏らないようにすることにほかなりません。あるいは、過剰で荒々しいエネルギーを抑えることも、料理の重要な役割です。

別の観点から見れば、料理をすることによって、はじめて文化や文明が生まれてきたといえるでしょう。料理をすることから精神性がめばえ、宗教などもそこから起こってきました。もちろん、平和を望む心も、幸せも不幸も、平和も戦争も、進歩も退歩も、また反対に暴力性・攻撃性も、すべて料理がつくりだすものなのです。

つまり料理は、人間を人間としてつくりだす本源的契機であるとともに、人間としての善も悪も発生させたのです。

◆──食の第一の目的はスピリチュアリティの向上

料理された食材を、私たちは口でよく噛んで食べなければなりません。噛むことにも深い意味があるのです。

私は先に、人間は頭のてっぺんの旋毛《つむじ》部から下腹部に向けて天のエネルギーを得て、下腹部からは頭頂部に向けて地のエネルギーを得て、その通り道に一連のチャクラが形成されると述べました。しかし、この通り道には、一点だけ〝断絶〟している部分があります。そう、口腔《こうこう》、つまり口の中です。ここは、外に向かって開いた空洞になっています。

ただし、口の中は空洞でも、天の波動は口腔の上部や上の歯に、地の波動は口腔の下部や下の歯に、ちゃんと届いているわけです。ですから、口の中で食物をよく噛むことによって、天と地のエネルギーが一体化し、食物が波動化していく──これがスピリチュアルな領域での現象です。

一方、噛めば噛むほど唾液が出てその分消化酵素が増えるため、消化器系の負担を軽減でき、栄養分の吸収が促進されて体中にエネルギーが満ちわたります。また、唾液には消毒作用があるため、食品に含まれている有害物質（添加物や着色剤、農薬など）を中和し、血液を健全な状態に保ってくれるのです。

こうして、波動化された食物は、目に見えない全身のスピリチュアルな波動や細胞を養います。つまり、食物の波動が私たちの心や精神的な活動に決定的な影響を与えるわけです。

その一方、まだ波動化されていないアミノ酸や脂肪酸、ミネラルなどの成分は、目に見える肉体の細胞を形成し、働きます。こうした働きを通じて、私たちは自らの内に肉体を実感するわけです。

以上、食材や調理法が、人間の肉体部分とスピリチュアルな部分の両方を同時に変える仕組みを述べました。

すでにご理解いただいているとおり、食べる目的は単に体を養うだけではありません。精神性やスピリチュアリティを養うことも、食の大切な役割であり目的なのです。いや、むしろ肉体は、食べたものがスピリチュアリティを養い、心を養い、波動化していく、まさにその途中に生まれるもの、あるいは形成されるものといっていいでしょう。

つまり、食の第一の目的はスピリチュアリティの向上にこそあるのです。

◇——自由意志の起源は「口」にある

　ここで、天と地のエネルギーを裁断するとともに、食によってそれを再統合する器官、口について考察しておきましょう。

　何を食べるかについての選択は、一人ひとりに任されています。これはまったくの自由意思です。食糧まで統制された社会や飢餓的状況、あるいは刑務所などに入ったら別ですが、人間に食べ物を強制することは基本的にできません。

　ところが、自由意思による選択の結果として、病気になってしまう人が多いのも事実です。宇宙から天の気、地球からは地の気が、分けへだてなく人間の体の中には十分入ってくるのに、どうして宇宙の秩序、自然の摂理との調和が保てないのでしょうか。

　この自由意思の起源がいったいどこにあるかというと、実は口にあるのです。私たちは、頭脳に自由意思が宿っているように考えていますが、そうではありません。

　前項で述べたように、天からやってくる波動と地からやってくる波動が、口の中の空間で断絶しています。ここがつながっていれば、天地の波動によって人間の心身は常にバランスよく調整され、病気などの不調は起こらないはずです。

ところが、現実には口は空洞として断絶し、天地を結ぶ一本の線としてはつながっていません。ですから、天地の変化をつかさどり、天地をともに包み込む無限なる宇宙の根源的真理が、人の意志や行動に直接には反映されないのです。

そこで、口は他とは違う特異な部位として――天と地との波動を上あごと下あごとで同時に受けとめながら、しかもその二つの波動からは自由であり、それらを調節する機能をもった特異な部位として位置づけられます。ですから、口は自由意思の起源だといえるのです。

以上の意味合いにおいて、口は非常に重要な部位といえます。食べること、飲むことをつかさどるだけでなく、言葉をつかって話をする部位でもあるからです。もちろん口が、呼吸をつかさどる部位であることは言をまちません。

この舌のあいだの空間に天地の波動が入ってきて、食物は咀嚼《そしゃく》されることで統合されて波動となり、思念もまた言葉として紡《つむ》がれることで波動となります。このいずれもが、その人の生き方や考え方に影響を及ぼすのは、先に述べたとおりです。

つまり、口という部位を操作することで、人生全体が左右されるといっても過言ではないでしょう。

◆──口をどうコントロールするか

たしかに、人間は自由な意思によって物事を判断し、また行動します。しかし、自由な意思とはいっても、それによる判断や選択が常に正しいとはかぎりません。自由意思による行動が、結果として自分を苦しめることも往々にしてあることです。しかも、それが口に起因していることを意識できている人は、多分かなり少ないでしょう。

昔から修行と名のつくものは、すべて口にかかわることをコントロールしてきました。たとえば一心に読経《どきょう》をつづけたり、無言の行をしたり、悟《さと》りのための問答をおこなったりします。あるいは、食べ物を正したり、精進《しょうじん》食をとりつづけたり、ときには断食《だんじき》をしたりもします。いろいろな呼吸法も、こうした修行の一つといえるでしょう。結局、自らを律することは、口をどうコントロールするかに尽きるのです。

その次はチャクラをどうコントロールするかという問題になって、たとえば丹田《たんでん》に意識を集める、というような修行の話になります。ただし、ここでは論点が拡散するので、修行についての話は口だけにとどめておきましょう。

さて、口は修行の対象になるくらいですから、口を戒めるのはかなりの困難を要します。食べることに関しては、その重要性がなかなか理解されなかっただけに、ことに難しいものでした。マクロビオティックの普及に長い時間がかかったのも、実はそのためです。

しかし、「食」が体の健康だけではなく、精神や心の健康にも関係し、判断力や記憶力にも関係することを理解していただければ、口を戒める必要性に対する認識は、また違ってくるでしょう。そのためには、さらに根源的な問題である「食」の重要性に、多くの方が早く目覚めていただきたいと思っています。

マクロビオティック食が心身の健康と幸福をつくる

前項では「口の修行」と書きましたが、誤解のないように申し添えれば、マクロビオティックの実践自体は、その当事者に苦行やそれに類する修行を強いるものではありません。また、粗食に堪えることを強いるものでもありません。このことは、私たちが開発したマクロビオティック食のさまざまなメニューで証明できます。

試しに、ぜひお近くのマクロビオティック食レストランに足を運んでください。少しおカネに余裕がある方は、世界的ホテルチェーンのリッツ・カールトンに行って、マクロビオティック食をオーダーするのもいいでしょう。

いずれにせよ、マクロビオティック食がいわゆる粗食でも、また簡素なだけの精進料理でもないことが、ご自身の口と舌で理解し、納得できるはずです。食事は明るく、楽しく、おいしくなければ継続できません。要は、そのおいしさが、肉汁の滴《したた》るような味ではなく、素材のもつ本来の味や香りを生かしたもの、ということなのです。

というわけで、今まで述べてきたことを踏まえて、マクロビオティック食を「正食《せいしょく》」という理由を、ここであらためて整理しておきましょう。

「正食」とは、文字どおり「正しい食事」ということですが、何が正しいかといえば、「正しい食材を、正しい方法で食べる」という意味の正しさです。

「正しい食材」とは、天と地の波動（エネルギー）を、過剰もなく不足もなく、中庸に近いレベルで内包した食、すなわち玄米に代表される全粒穀物を主食として、自然栽培やオーガニック栽培の豆類、野菜類、そして海草類、季節に合った果物類を副食として、魚介類や他の動物性食はなるべく控えめにして、塩のほか、伝統的な漬物や発酵食品（味噌、醤油など）を調味に使いながら、清浄な自然水を使うこと。

そして「正しい食べ方」とは、食材に内包された天と地の波動（エネルギー）を、分断せずに食材全体の形で食せるよう、また体や心やスピリチャリティをほどよく活性化させるように調理し、よく噛んで食べることにほかなりません。

これによって、天地のエネルギーが全細胞に行きわたり、過剰を除き、不足を補って、私たちの体を常に中庸に近い状態（つまり、宇宙の秩序と調和した状態）に保ってくれるのです。

この状態を維持しつづけることが、病気を改善し、健康を増進させるとともに、精神性や人間性、さらにスピリチュアリティを限りなく高めていくことにつながります。要は、マクロビオティック食（＝正食）を食べることによって、私たちは心身の健康とともに、平穏な幸福を獲得することができるのです。

「健康」とは何か～その七つの条件

では、私たちが達成すべき健康とは、そもそもどのような状態をいうのでしょう。

さまざまな定義があると思います。ことに重い病気や難病が治癒《ちゆ》して、日々の生活を健常な肉体で営めるようになった人は「健康とは病気でない状態のことだ」と定義するのではないでしょうか。

もちろん、こうした定義は間違いではありません。しかし、これでは病気から体を守るという、受動的な姿勢が生まれるだけです。これに対し、マクロビオティックでは健康というものを、肉体的にも精神的にも、もっと能動的かつ創造的な状態であるととらえます。

つまり、病気から自分を守るというより、積極的に外的環境と交流し、それを通じて環境との調和を図ることだと考えるわけです。したがって、マクロビオティックにおける健康とは、ほかの多くの人々との交流を楽しむことであり、やむことのない創造的意欲が心身の内からふつふつと湧きあがる状態、それを実行に移す結果、自分が常に進歩しつづけている状態のことをいうのです。

そしてマクロビオティックでは、正食をとることで心身が健康であるというとき、次の七つの条件が満たされるべきだと考えます（以下の七つの条件は、桜沢如一《さくらざわゆきかず》先生が明示されたものですが、その説明や意義は、理解の程度によって多少、解釈に相違があるようです）。

〔健康の条件❶〕――けっして疲れないこと

ほんとうに健康なら、肉体的にも精神的にも、日々の生活において疲れなど感じません。たとえ疲れを感じても、少し休んだり睡眠を十分にとれば、そんな疲れなどたちまち回復するはずです。また、どのような困難に遭遇《そうぐう》しても、それを解決しようとする強い意志をもち、挑戦していくのが健康である証拠といえるでしょう。

〔健康の条件❷〕――健全な欲をもつこと

かぎりない欲求は健康のあかしであり、かぎられた欲求は病気のあらわれです。食欲、性欲、知識欲、仕事や活動に対する欲、多くの経験をしたいという欲、そして、健康になりたい、自由になりたい、幸福になりたいという欲……、私たちは何ものに対しても欲をもつべきなのです。欲が大きければ大きいほど、私たちの人生は彩《いろど》りを増し、豊かになります。逆に、欲がなければ進歩や発展もなく、人生の楽しみもありません。

ただし、同時に私たちは、欲の過剰を避ける賢明さも併せもつべきです。食事法では腹八分目の満足といえるでしょう。常に「足るを知る」心がなければなりません。過剰はむしろ私たちの欲求を減衰させ、次第に生命の活力を鈍らせてしまいます。

〔健康の条件❸〕――よく眠ること

よく眠るとは、長時間の惰眠《だみん》をむさぼることではありません。短くても深い充実した眠りのことです。よい眠りは、目覚めているときの心身両面の充実――能動的・精力的活動の結果ですから、ぐっすり眠ったあとは、目覚めて思い出すような夢は見ないものです。

悪夢を見たり白昼夢《はくちゅうむ》を見るようなときこそ、マクロビオティック食を実践してください。正食によって健康を増進すれば、余分な食物が波動化して描く妄想《もうそう》、邪想《じゃそう》などの夢に悩まされることはなくなります。むしろ、現実に根ざした、希望とともに語れる将来の夢を描けるようになるのです。

〔健康の条件❹〕——よい記憶をもつこと

記憶は判断の母です。経験したことの記憶をもっていなければ、私たちは変化する環境を評価するための判断力や能力をもてません。また、よい記憶は健全な精神活動、つまり心的健康の基盤となるのです。さらには——多くの人々には理解できないことでもありますが——、じつは前世の記憶、祖先が体験した記憶、人類全体の記憶や生物進化のプロセスや宇宙の記憶なども記憶のなかに含まれています。

〔健康の条件❺〕——けっして腹を立てないこと

健康であれば、絶対に腹など立ちません。そもそも腹を立てるとは、相手を理解したり許容する能力がないこと、あるいは忍耐や根気が欠けていることのあかしなのです。私たちは、すべての人々、すべてのもの、すべての現象が、敵という対立関係をも含め、互いに相補的であることをもっと知るべきでしょう。

さまざまな環境に対処する方法を知らない人は、よく興奮します。これに対し、環境の変化や困難を克服する方法を知っている人は、けっして興奮せず、いかなる怒りも感じません。健康でありさえすれば、どんな環境であっても笑顔で受け容れ、敵を友に変え、困難を安寧《あんねい》に変えることができるのです。

〔健康の条件❻〕――よく喜び、機敏であること

積極的かつ創造的な活気に満ちた人生を送るには、たえず変化する環境に対して柔軟に対応することが必要です。生きるとは、その対応をたゆみなく進歩させつづけることにほかなりません。また、そのときどきの対応あるいは反応は、喜びとユーモアに満ち、快活で楽観的なものであるべきでしょう。

あふれる喜びは健康であることの自然な結果であり、それは私たちのまわりの人たちをも楽しく、また幸福にさせずにはおれません。

〔健康の条件❼〕――かぎりない感謝の気持ちをもつこと

私たちは無限の宇宙から生まれた存在として、すべて兄弟姉妹なのです。自分たちに敵対するものなど何もない、ということをまず理解してください。それが理解できないのは、不健康な幻覚のためなのです。

そして、私たちはすべてのものに感謝の念をいだくべきでしょう。たとえ病気であっても、その病気の原因が自分にあることを認識できたとき、それを知る機会を得たことに私たちは感謝すべきなのです。このように、かぎりない感謝の気持ちをもち、宇宙の秩序に運命を委ねることができたなら、私たちは健康だといえるのです。

この第七の条件については、桜沢先生は「ウソをつかないこと」という表現をつかわれ、また、ときには「正義を知ること」とも説かれましたが、私はもう少しわかりやすく積極的な表現で「無条件の感謝」「すべてに対する感謝」としています。

第4章

危機的状況にある世界の諸国家・諸国民

◇——世界は半世紀前となんら変わっていない

マクロビオティックは今や、アメリカを中心に世界中で四〇〇万以上の人々が実践するまでになりました。さらには、マクロビオティックの勧める食材（玄米や雑穀《ざっこく》、オーガニック栽培の野菜、味噌、醤油、豆腐、海草など）をその食生活の一部にとりいれている、いわゆる自然食志向の人々の数は数千万に達しています。第二次世界大戦後、世界平和の実現を夢見て徒手空拳《としゅくうけん》で渡米した私が先達《せんだつ》に導かれ、家内や同志の人々とともに、食による人間の体質と心の改善、病気の克服、そして人間性、精神性、スピリチュアリティの向上を目的にはじめたマクロビオティックの運動。それがこれほどの規模にまでなるとは、ひとつの歴史的業績ともいえるでしょう。

しかし、その一方、まだこれほどの普及しかできていない、との思いも否めません。というのも、現代人の多くは依然として生命や健康について何も知らないからです。いや、知らないということすら理解していません。生命の最も根源的な問題に関する「無知の時代」を是正するためには、さらに多くの賛同者、支持者の力が必要なのです。

マクロビオティックは、個人の病状を改善したり、健康の維持に役立ったりするだけにとどまるものではありません。それは、家族、地域、国家、そしてグローバルな規模での健康、平和、自由を実現させることを目的とした運動なのです。にもかかわらず、世界は私がこの運動をはじめた五十数年前と、ほとんど変わっていないのです。

人々は相変わらず憎しみあい、人間の傲慢《ごうまん》さはますます増長《ぞうちょう》しています。若者たちは、夢をなくした存在のように刹那《せつな》的な快楽のみを追い求め、多数の大人たちはカネと物質の呪縛《じゅばく》からちっとも自由にはなっていません。

冷戦構造の瓦解《がかい》によって世界大戦の危機は一時的には脱したものの、局地戦争や民族紛争、大規模なテロはむしろ増加する傾向にあるといえます。現在も世界のそこかしこで、人間どうしが傷つけあい、殺しあっているのです。

そしてまた、統計的にはがんや心臓病など、食と直接関係する現代病は、減るどころかますます〝死の病〟として猛威をふるうようになりました。私たちが推進しているマクロビオティックの力は、まだまだ世界を変えるまでにはいたっていないのです。

たしかに、マクロビオティック自体は大きく前進しました。その効用は科学的に認められ、食事指導のガイダンスは先進各国の健康指導要領にとりいれられ、また人類の健康と平和と幸福を願う運動は、多くの支持者を得て、公的にも支援されています。そして何よりも、今や数百万もの人々に支えられているのです。

しかし、私はむしろ先に挙げた現実を直視し、目の前のさまざまな事実を踏まえて、これからも世界の人々に対して問題を提起し、必要であれば警告を発し、マクロビオティックの思想とその実践の必要性を根気強く説きつづけていきたいと思っています。それとともに、私は多くの日本人の方々に、もっと自分たちの使命を自覚してもらいたいとも願っています。それは、これからの人類を教え導くことになるかもしれない、それほど重大な使命になるかもしれません。この章以降では、そうした私の思いを組み入れながら、マクロビオティックについて語っていきたいと思います。

「物質的」食事と「精神的」食事

ところで、マクロビオティックは「正食」を通じて、どのような人と人との関係、そして社会をつくろうとしているのか。今まで述べてきたことをベースに、以下、順を追って、これらを説明していくことにしましょう。

まず、「物質的食事」と「精神的食事」についてです。

私たちは宇宙のあらゆるものをとりいれて生きています。第1章で述べたように、第一に、この地球上にあらわれた生物の進化の摂理《せつり》にしたがって、人間はミネラルや水とともに、自分たちより進化度の低いさまざまな生物の生命を食べているわけです。

第二に、呼吸器官と皮膚呼吸とによって、いわば地球を取り巻く大気を体内にとりいれています。

第三に、あらゆる種類の波動を、私たちは感覚器官と体全体で摂取しています。このとき、触覚は固体の波動を、味覚は液体の波動を、また嗅覚は気体の波動をとらえ、聴覚は大気を伝わる振動を、視覚は光の波動をとらえているわけです。

さらに人間は、いたるところからやってくる放射線や宇宙線などの波もまた、体の表面で吸収しています。そして、それらのうちの一部を、体内を流れる波動（一種の電磁波）に転換し、経絡《けいらく》を通じて体内に循環させているのです。

この波動によって何兆ものスピリチュアルな細胞が励起《れいき》され、体中の腺が、器官が、そして体全体が充電されることになり、その結果、人間は動き、消化し、呼吸し、排泄し、そして考えるのです。

こうした波動は、物質化されず、目にも見えないものですが、広い意味で人間の体にとりいれられるモノですから、「精神的食物」といっていいでしょう。これに対し、目に見える食べ物、あるいは質量のある水や大気も含め、「物質的食物」といいます。

私たち人間は、物質的食物については時間をおいて食べますが、精神的食物は意識するとしないとにかかわらず、たえず摂取しているわけです。つまり、物質的食物の摂取量はおのずと限定されるのに対し、精神的食物はいわば無限に摂取されつづけることになります。

このように、私たちは精神的食物の量も質も、自分の意志でコントロールすることはできません。しかし、物質的食物の摂取を量と質において（つまり、何をどれだけ食べるか）コントロールできますから、私たちは間接的な形ではあれ、精神的食物の摂取も制御できるわけです。ということは、私たちの心や精神の質は、私たちが毎日何を食べるかという意志的判断あるいは決断によって、ほとんど決まってくるのです。

◇──過度の陰陽は人間を攻撃的・排他的にする

繰り返し述べてきたように、私たちが日常生活のなかで心身の活動の調和を維持するには、毎日の食べ物に正しい秩序、つまり陰陽における「中庸《ちゅうよう》」を保つことが大切です。この陰陽が極端に振れてバランスがくずれると、人は攻撃的になったり、あるいは逆に過度に防衛的になったりするのです。

たとえば、必要以上に動物性の食品をとりつづけていると、その人の精神活動は外の世界に対して利己的、攻撃的になる傾向があります。逆に、大量の果物とともに野菜類ばかりを食べている人は、周囲からやってくる刺激に対して、排他的・防御的になってしまうのです。

動物性の食品など陽性の強い食物は、これを過剰に摂取すると人の心を不安にさせる作用を及ぼします。不安だから相手を疑い、その猜疑心《さいぎしん》が嵩《こう》じて先制攻撃をしかける。どこかの国の、肉食過多の指導者などはこのパターンではないでしょうか。

また、一般に陽性の食べ物は、明るく活発な性質もつくりだし、考え方を唯物論《ゆいぶつろん》的にする傾向もあります。

一方、サラダや果物、アルコール類など陰性の食物を大量に摂取すると、先に述べたように排他的で自己防御的な性質、あるいは陰にこもった自己中心的な性質をつくります。また、考え方を観念的なものにする傾向があるのも、陰性食物の特徴です。さらに、香辛類のとりすぎは過度の興奮をもたらします。

こうした事態にならないように、私たちは極度の陽性食や陰性食の摂取を避け、あるいは、その過剰摂取や継続的摂取を控えて、ほどのよい少量をごくたまにとる程度にとどめて、陰陽における中庸のバランスを保つようにしなければなりません。

世の中には心理や精神に関するさまざまな教義があり、それに基づいた数々の実践がなされています。しかし、以上説明してきたことから、正しい食事法の実行なくして、それらの教義や実践がまったく無意味であるか、無効果であることがわかっていただけるでしょう。

マクロビオティックは食べ物を、物質的、精神的環境を含むあらゆる環境の本質としてとらえています。つまり、宇宙の精神的表現として、食べ物の価値を最大限に理解すると同時に、その物質的価値をも認める、すなわち、食べ物は生命現象そのものである、というのが、マクロビオティックの基本的な考え方であり視点なのです。

マクロビオティックが実践された社会とは

さて、こうしたマクロビオティックの視点から、あらためて社会というものを考えてみましょう。

私たちが環境の一部を食物としてとりいれ、それを自らの肉体や精神に転換したとき、私たちはすでにほかの人たちとともに社会をつくりはじめていることになります。なぜなら、社会は私たちが考えることの反映であり、また、私たちが食べるものの反映だからです。

社会は私たちの生産物であり、自然は私たちの起源です。ですから、私たちはほかの人たちと分かちあうことのできる最もすばらしい創造物として、社会というものを守っているのであり、また自然を万人の〝親〟として尊敬しているのです。

無限の宇宙から何千億年もかかってやってきた私たちは、今この場に、それぞれ社会の一員として存在しています。自分以外の人々とともに同じ起源——私たちの親として私たちを取り巻く自然——を分かちあい、未来の運命をも分かちあっている。私たちは、そのような兄弟姉妹なのです。

正しい食習慣を守り、変化する環境にも柔軟に適応しつつ、宇宙の秩序、自然の摂理に従って生きていこうとする人たちの世界では、無償の愛や尊敬、同情や感謝はもはや本能であり、共通の直感的感覚といえます。

ことにマクロビオティックの原理に従って、みんなが伝統的で普遍的な正食——正しい食物、調理法、食習慣——を実践している社会では、誰もが同質の血液、健康、心と思考、精神と夢を共有することになります。

そうなると、すべてのことをごく当然の事柄として互いに理解しあうことができ、また、何ごとにおいてもためらうことなく、思っていることをありのままに伝えあうこともできるようになるのです。

◇──真に自由な社会の中での年長者と若者

こうした社会こそが、ほんとうの意味で自由な社会といえるのではないでしょうか。そこでは、人々のあいだの調和と平和の秩序が、ごく自然に保たれてゆくはずです。

また、そうした社会では、年長者はそれぞれの属性《ぞくせい》（祖父母や両親、おじ、おばなど）に応じた役割を、互いに協力しながら果たしています。つまり、年長者は誰の子どもに対しても、分けへだてなく愛情を注ぎ、さまざまな配慮をおこない、社会のすべての子どもたちを自分の子どものように考え、また感じているのです。

具体的には、若い世代の人たちが自分たちの夢の実現に向け、勇気をもって突き進んでいくよう、励ましつづけています。逆に若者たちが絶望して助けを求めているときは、単に慰めるだけでなく、彼らが人生を理解し、自分たちの力で自分たちの幸福を育てられるように、さまざまな有益な示唆《しさ》を与えてもいるわけです。

というのも、自分たちの社会の長所を守りつつ、平和を維持し、自由を広め、社会全体を発展させていくのが若者たちであることを、年長者たちは自分の経験として知っているからにほかなりません。だからこそ、若者たち自身の進歩に、年長者は激励と援助の手をさしのべるのです。

そのように、マクロビオティックが実行された社会では、年長者は自由を追求する若者たちの案内役として、彼らの健康に注意深く気を配りながら、無限の夢を育《はぐく》むように導きつづけるのです。

正食が心と精神を善導する対象は、なにも年長者だけではありません。若者たちもまた、マクロビオティックの恩恵を受ける人たちなのです。

ですから若者たちは、たとえ一歳しか年齢が違わなくても、年長者を尊敬し、その忠告に耳を傾け、その経験から多くのことを学び、示唆を受け、その背景までもきちんと理解して、自分たちの夢を実現するために努力をつづけます。年長者が高齢に達したときには、若者たちはその人に対し、あたかも自分の両親に対するように気を配るのです。それが強制やルールではなく、自然と自発的に実行されるのが、マクロビオティックを通じてつくられた社会の特質といえるでしょう。

マクロビオティックな「人間関係」の原理

私たちの人間関係は、私的な領域においても公的な領域においても、相互理解に基づいたものでなくてはなりません。したがって、幼少期から隣人への愛と尊敬と感謝と協力を教える教育は、社会教育の基礎として欠かせないものです。

ただし、このような教育によって得られる理解は、具体性もなく概念的になされてはいけません。それは、よりよい質の食べ物をとり、生物学的にも生化学的にも――つまり、血液の改良による全細胞の励起《れいき》によって――意識の質を改善し、そのことを通じて自然と育まれるべきものなのです。

これを〝マクロビオティックな人間関係〟といっていいでしょう。その原理は次のようになります。

1＝他人同士のあいだでも、兄弟姉妹と同じ意識をベースにした関係であること。

2＝互いに生きていくうえでの関係が愛と尊敬と感謝によって形づくられており、かつ深い配慮が相互に存在すること。

3＝互いのあいだに何があっても、不平をいったり非難したりしないこと。

4＝受けとったものが物質的なものであれ、精神的なものであれ、それが与えられたことに対して、心から感謝の念をいだくこと。逆に、自分の考えや行為がほかの人たちによくない影響を及ぼした場合は、素直に、心からの謝罪をすること。

宇宙の秩序を理解し、マクロビオティックな生き方を実践する人が、社会の中に一人でもいれば、その社会はそれだけよくなるはずです。しかし、そのような人が一人もいなければ、その社会は混沌《こんとん》状態に陥るでしょう。人々はめいめいに不平をいい、互いに非難し、自分だけを守ろうとし、対立抗争の地獄社会となってしまいます。

ことに物質的利益のために他人を利用するようなことをすれば、同じように他人に利用されることになります。しかし逆に、自分たちのしあわせよりもほかの人たちのしあわせを優先させるなら、いつかその人たちが私たちのしあわせを進んで考えてくれるようになるでしょう。

「マクロビオティックな生き方」が育てる心

私たちは、ほかの人たちとどれだけ調和のとれた関係を形成できるか。それは、私たちがいかに宇宙の秩序、自然の摂理に従った生き方をしているかによります。つまり、私たち自身が体と心の状態を環境の自然周期に同調させていれば、ほかの人たちとの平穏で良好な関係、平和な状態を実現できるのです。

ですから、何よりもまず、私たちは宇宙と自然とを自身の〝親〟であると感受《かんじゅ》すること、そこからはじめねばなりません。変化する自然環境に適応するということは、伝統と年長者に対する尊敬となり、ほかの人々や年少者に対する愛となり、日常接するあらゆる人たち、あらゆる物事への心配りや気づかいにつながってゆくのです。

結局、マクロビオティックな生き方は、自然と湧きでてくる次のような心や気持ち、あるいは自覚や認識を、私たち一人ひとりの内に育んでくれます。つまり、

*自然と宇宙とのはかりしれない美しさと永遠の秩序に対して、かぎりない畏敬《いけい》の念をいだきつづけること。

*私たちが無限の宇宙からどのようにやってきて、人類の一人として今この地球上に肉体化されていることを、常に驚きをもって考えること。

*過去に生き、今に生き、そして未来に生きる無数の生命と、それを含むすべての自然現象と、無限なる宇宙に対して、感謝の念をもちつづけること。たとえば山や河、陸や海、木や花、鳥や魚、そして空や星にも感謝すること。

*たとえ私たちにどんな悲惨なことが起ころうとも、自然と宇宙はそれとかかわりなく、常に変わらず運行あるいは循環しているとの認識。

*私たちの悲惨は、むしろそうした自然や宇宙との調和を欠いたために、つまりは私た

ち自身から起こるということの自覚。
＊自然と宇宙、またその中に生きるすべての生命を讃《たた》え、その生命の不思議さを畏敬し、それらのしあわせのために祈りつづけること。
＊それとともに、心の内の深い部分で、常に自己への反省を忘れないこと。
＊山や河、野原や丘、湖や海、澄んだ空気など、私たちを取り巻く自然のあるがままの姿、その豊かさ、繁栄、美しさを守りつづけること。

マクロビオティックを実践すれば、こうした想念や意思、それに基づく行動が自然と生まれてきます。これらは一見、私たちの現実とかけ離れているように思えるかもしれません。しかし、これらの心性《しんせい》は、かつての日本人が伝統的にもっていたものなのです。なぜなら、マクロビオティック食のモデルこそ、伝統的な日本食とその料理法にほかならないのですから。

マクロビオティックの実践者は戦争に反対

ところで、以上に記したマクロビオティックの世界とは裏腹に、私がこの原稿を書いている二〇〇五年初頭にも、アメリカはイラクの地で反米武装勢力との軍事的衝突を繰り返しています。端的にいえば、この種の戦争や紛争は、肉食民族どうしの攻撃性が具現化した悲劇なのです。

9・11に端を発するアフガン攻撃の際、私はブッシュ大統領宛に公開書簡を送って戦争に反対しました。その書簡に書き記した提案は、

*アフガニスタンを経済封鎖することはいいが、人が人を殺す戦争は絶対にしてはいけない。
*テロの問題は、イスラム圏の諸国が協力しあって自主性をもって解決するようにするべきである。
*イスラム諸国の会議を援助し、その進捗《しんちょく》を助けるのは国連とアメリカがおこなえばよい。

というものでした。

しかし、アメリカ国民の心はテロへの報復に燃え、戦争を牽制すべき民主党までが〝テロとの戦い〟を後押ししたわけです。そんな状況のなか、議員で戦争への反対を明

確に述べたのはデニス・クシニッチくらいのものでした。彼はオハイオ州選出の下院議員ですが、実はマクロビオティックの実践者なのです。

今回のイラク戦争に関しても、クシニッチは民主党大統領候補の一人として、一貫して反対を唱えていました。「イラクには国連の平和維持部隊を入れる、アメリカ軍は国に連れ戻す！」と。

彼は民主党の政策の基本を、戦争は絶対に遂行せず、国際協調に徹するということに置こうとしています。また、国防費の削減を主張し、さらには「平和省」の創設を提案するなど、ある意味での理想主義者といえるでしょう。マクロビオティックを通じて、私とはそうした考え方も似ていますが、クシニッチという名前もどこか似たところがあります。

彼の友人が熱心なマクロビオティック食の実践者で、その紹介でクシニッチと会ってマクロビオティックの話をしたところ、彼自身もマサチューセッツ州のベケットにあるクシ・インスティテュート（クシ学院）のプログラムに出席して実践者になったのでした。彼とは近々、世界連邦についてゆっくり語りあおう、という約束をしています。

とはいえ、クシニッチのように戦争絶対反対の旗幟《きし》を鮮明にした政治家は稀《まれ》で、結局アメリカはアフガン、イラクとの戦争に突き進んでしまいました。先に記したように、こうした戦争と肉食との関係を、マクロビオティックの視点から検討してみましょう。興味ぶかいことに、そこから見えてくるのは、日本という国の中庸的位置なのです。

◇──肉食と穀菜食との違いにあらわれる民族性の違い

さて、世界の民族を大きく東西で分けてみると、歴史的には西が肉食の遊牧民族で、東が穀菜食の農耕民族です。次に戦争の歴史を調べてみると、この東西で残虐性《ざんぎゃく》に大きな違いのあることがわかります。

歴史の記録がはじまって以来、東アジアと比べてみると、ヨーロッパのほうが三〇倍も戦争の数が多いのです。ここに、東西の食文化の違いがはっきりあらわれているといえるでしょう。

しかも、残虐性においては、西は東の比ではありません。

コロンブスによる発見以来、ヨーロッパから何百万という人間がアメリカ大陸にやってきましたが、彼らが殺したインディアンの数は、八〇〇万人にのぼるという推計があります。同様にアフリカでは、植民地時代に一二〇〇万人が殺されただろうという推計まであるのです。

奴隷として鎖《くさり》につながれ、その移送途中で死んだり、連行先で死んでいったアフリカ原住民の数ははかりしれません。中南米でも、アステカやインカなどさまざまな文明を築きあげた原住民たちが、ヨーロッパからやってきた者たちに根こそぎ殺戮《さつりく》されたのは、歴史が伝えるとおりです。

もちろん、ヨーロッパの国どうし、民族どうしもまた戦争を繰り返しています。一例を挙げると、ローマ帝国の全盛時代における世界制覇の過程で、ヨーロッパ全土で徹底した殺戮がおこなわれました。最近では、冷戦崩壊後に東ヨーロッパで数々の民族紛争が勃発《ぼっぱつ》し、罪なき人々が大量に殺されたのは、まだ記憶に新しいでしょう。

有史以来、連綿《れんめん》とつづく西側世界の暴虐に対し、東側では近代になるまで、そうした大量殺戮や残虐な戦争はほとんどありませんでした。

日本も、穀菜食の時代には民衆を巻き込むような大規模で悲惨な戦争はしていません。ときおり起こった戦争の原因も、当時の富裕な指導者層が動物性食品を食べていて、ときには衝動的な判断をしたからだと考えられます。

東西世界のこうした差異はいったい、どういう食文化に由来するのだろうと考えてみました。それは結局、先に挙げた肉食か穀菜食かという違いとともに、穀物を調理・加工する際の違いであることもわかったのです。このことはあとで詳述しますが、ベークしたパンと肉やチーズの食事が、人間をかぎりなく残虐にする。このことだけは確かなのです。

パレスチナ紛争と食との深い関係

思えば日本人の肉の常食は、文明開化とともにはじまりました。それ以降、肉食民族と同じような戦争の歴史がはじまることになります。

昔から肉食をつづけてきたのは、ヨーロッパの国々ばかりではありません。中東地域に位置する諸国家もまた、肉食中心の食文化の長い歴史をもっています。

最近ではイラク報道の背後に隠れるようになりましたが、パレスチナとイスラエルのあいだで民衆を巻き込んだ悲惨な戦い、というより報復合戦のいつ果てるとも知れない泥沼化が進行しているのは、みなさんもご存じのとおりです。PLOアラファト議長の死によって、この地域の和平はますます混迷の度を深めています。

そもそも、中東地域は争いがとても起こりやすいところなのです。なぜなら、かの地域で彼らが日常的に食べているのは肉食であり、脂っぽいものであり、大量の砂糖や香辛料だからです。

肉や脂質などは強い陽性食品であり、砂糖や香辛料などは強い陰性食品です。この二つを一緒に食べると、興奮しやすくなり、熱狂的、狂信的になってしまう傾向がありま す。というのも、こうした食べ物が人間の攻撃性を高める波動をもっているからです。中東地域全体の食べ物を変えないかぎり、残念ながら今後も、こうした悲惨な争いが絶えることはないでしょう。

食べ物は単に体を養うだけでなく、行動や精神にも強く広く影響します。たとえマクロビオティックの実践者や支持者でなくとも、このことはぜひ頭の片隅に入れておいてください。

肉食は二元論を生み、攻撃性は自身にも向けられる

ちなみに、西洋や中東で長くつづいてきた肉食文化は、穀物を粉にしてパンやチャパティのようにして食べることの影響によって、観念の領域で二元論を生む傾向を強めてきました。「神」と「人間」、「唯一神」と「異教の神」、「オレの国」と「お前の国」、「正義の国」と「悪の国」、「自然」と「人間」……というふうに。

結局、こうした二元論からは、オレの神様がお前の神様をやっつけてくれるとか、正

義のオレの国が悪のお前の国を倒すのは正しいとか、自然は人間が征服すべきものとか、支配と被支配、倒すものと倒されるものという図式が生まれてきます。

こうした図式は、マクロビオティックの考え方とは相容れないものです。というのも、たとえばマクロビオティックでいう自然と人間との関係は、征服と被征服ではなく、一体化するものであり、調和するものなのですから。

典型的には、陰陽の原理を挙げればいいでしょう。陰陽は概念的に対立しても、二つは相補う存在であり、常に変転しながら、入れ替わることもあるわけです。こういう考えは、西洋的な二元論からは絶対に生まれません。また、古代の日本人のように、八百《やお》万《よろず》の神々を信仰する、いわばすべてのものに神性を見いだすなどとは、およそ考えられないことでしょう。

ところで、肉食に影響された精神、つまり心の内なる攻撃性は、相手を攻撃するだけでなく自分自身にも向かうこともあります。それが自殺です。日本では九〇年代の末から、年間の自殺者数がずっと三万人を超えているそうです。長引く不況による企業倒産やリストラの影響もあるのでしょう。ただ、職場や社会に適応できず、自分で事態を打開できないまま、あきらめて自殺してしまうケースが増えていると聞きます。

そうしたストレスに対する抵抗力の低下、あるいは精神の弱体化の原因も、実は食生活に求められるのです。

また、不慮《ふりょ》の事故によって亡くなる方も増えています。これも原因を探れば、食生活の乱れによって、本能的・直感的に危険を予知したり、回避する能力が低下し、思わぬ事故に巻き込まれているのではないでしょうか。

たとえば低血糖症（過度な陽性状態）や高血圧症になれば、注意力が散漫になり、気分の変動が激しくなります。あるいは、暴力的にもなります。そうした心の状態が事故につながるのは、当然といえるかもしれません。つまり、肉食に偏った食生活の乱れが心の変調となり、それが自殺や事故を招き寄せているのです。

◇——国旗にあらわれた三つの「食文化」と「民族性」

さて、先に洋の東西および中東という地域・民族によって、食文化の違いが地域性・民族性に反映されるということを述べましたが、このことを国旗のなかにある「星」と「月」と「太陽」に注目するとおもしろいことがわかります（ただし、世界各国の旗は昔からずっと同じわけではありません。途中で変わる場合もありますから、注意してください）。

たとえば、アメリカの星条旗は文字どおり星系統の旗です。また、ヨーロッパ連合の旗にも星がつかわれていますが、昔からヨーロッパ各国の旗は「星」系統のものが多かったのです。この星系統の旗をもつ国は、穀物をいったん粉にし、それをベークして（つまり、パンにして）食べる文化に対応しています。

一方、穀物を粉にするのは一緒ですが、それを主にチャパティにして食べるのが、イスラム圏やインド、トルコなどの国々です。これらの国の旗には多く、「月」がつかわれているか、あるいはかつてつかわれていました。

もう一つの食文化圏が、穀物を粒のまま水炊きにして食べる国々、主に東アジアに位置する諸国です。こちらの国の旗には「太陽」があしらわれています。日本の国旗はまさにその典型といえるでしょう。現在は星になった中国の旗も、革命前までは太陽を据えていました。ベトナムやタイも、かつては太陽の旗でした。

以上を概括すると、国旗に星をつけている民族と、月や三日月をつけている民族と、太陽をつけている民族とでは、穀物の調理の仕方が全然違うわけです。この食文化の違いはなぜ起こったのでしょうか。

実は今から一万三〇〇〇年ほど昔に、地球上で大きな天変地異が起こりました。このことはあとの章で詳しく述べるつもりですが、私の推測では、このときに地軸が三〇度

▼国旗にあらわれる星、月、太陽

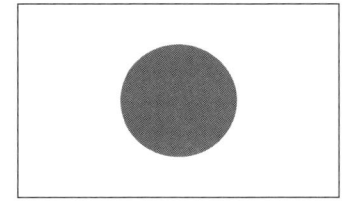

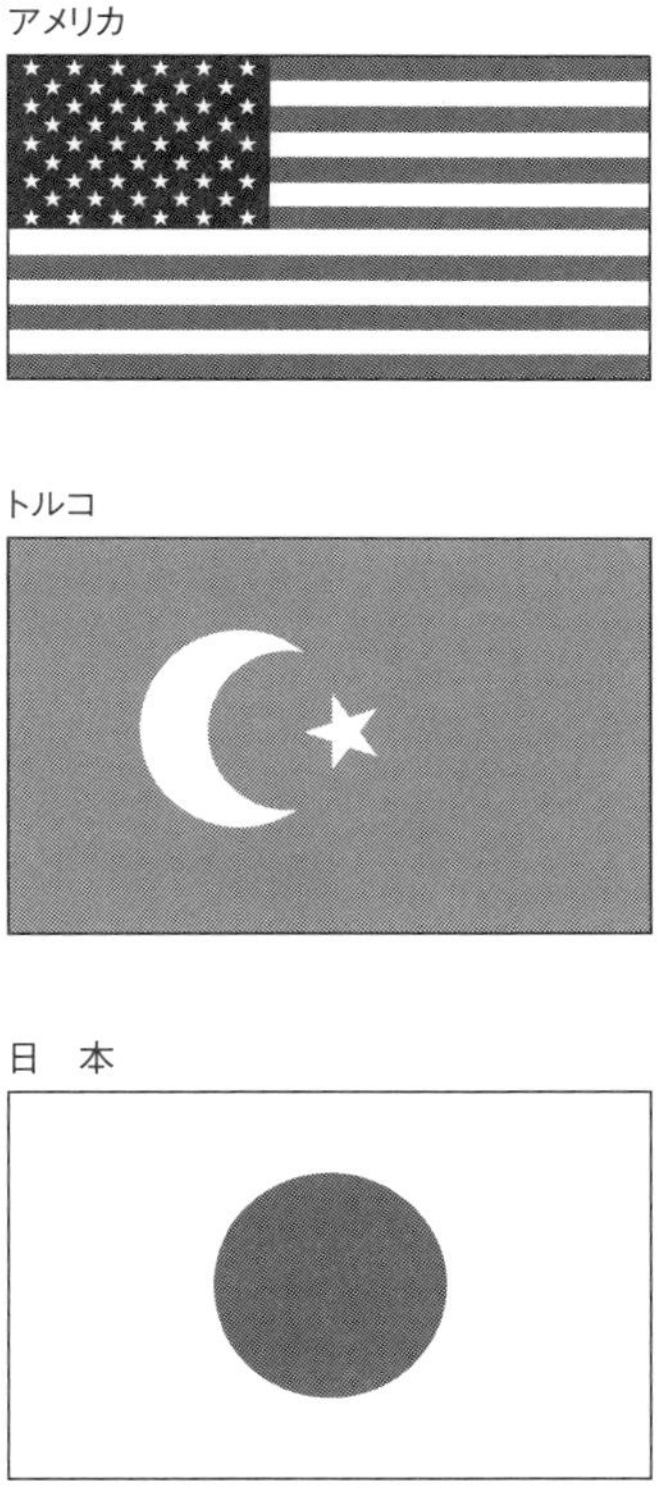

ほど傾いたと思われます。つまり、非常に大規模なポールシフトが起こったわけです。
それによって、大陸や陸地が海に沈み、地球の環境や気候が激変しました。「ノアの方舟《はこぶね》」はその伝承に基づくと思われますし、よく似た洪水伝説は世界のいたるところに残っています。また、海没した巨大な石造物が世界各地で発見されているのも、その証拠といえるでしょう。日本でも与那国《よなくに》島近くの海底に、巨大な石造遺跡があります。現在のカリブ海は古代は陸地でピラミッド文明が栄えていた地域でしたし、太平洋にはか

って、ムー大陸と呼ばれている二つの島大陸があったことも知られています。

要するに私が強調したいのは、すさまじい天変地異によって、地球上の食文化が三つに分化したのではないか、ということです。それまでは、地球上にはおそらく一つの食文化しかなかったでしょう。もちろん、寒帯、温帯、熱帯などの地域的な違いはありますが、平均して穀菜食が主たるものであったはずです。

ところが地軸が歪《ひず》んで一挙に地球規模での古代文明の崩壊が起こり、いわゆる「ダーク・エイジ」がはじまったのです。

やがて、生き残った人類によって地域ごとに食文化が復興されたとき、ヨーロッパでは穀物を粉にし、それをパンにして食べるようになりました。パンだけだとあまりに淡白なので、どうしてもバターやジャムをつけたくなります。さらに、副食が脂っこいものとなり、甘いものがつくようになるのは必然といえるでしょう。これが国旗に「星」のある国や民族の食文化です。

一方、東西の中央にある地域——旗に「月」がある国々の食文化は、穀物を粉にしたあとチャパティのようにして食べますが、チャパティの場合は食べる際に、どうしても香辛料がほしくなります。副食としては、パンの食文化と同様に脂っぽいものを食したくなるのです。

三つ目の東アジアに位置する国々は、穀物を粒のままで水で炊いて食べますが、みなさんもそうであるように、炊いたご飯にジャムやバターなどつけたくありません。ですから、副食はごま塩や塩辛でよいということになります。

こうして、主食である穀物の食べ方の違いによって、副食以下の食体系がまったく変わってしまったわけです。

「星」と「月」との戦いをまとめるのは「太陽」の役割

前述したように、食物に固有の波動はスピリチュアルな全体性と細胞全体の励起《れいき》を通じて、人の考え方や心のあり方に多大な影響を及ぼします。したがって、この三つの食文化が何世代にもわたって継承されると、おのおのの民族全体の体質が変わってきますし、思考や発想も変わってくるわけです。

食物に固有の波動が私たちの体の形態や思考に反映されることを、マクロビオティックでは「私たちは食べたものに似る」という言い方をします。これに従えば、穀物を粉にし、それをベークして食べる民族の思考や考え方は、細かくて分析的になり、非常に観念的になるといえるでしょう。ですから、その地域に発達するのは、概念的で理論的な科学です。それをベースに、西洋では科学技術が発達したのでした。

一方、穀物を粉にしてチャパティにして焼いて食べる国々では、どうしても香辛料をつけて食べますから、論理よりも熱い感情が先に立ち、神秘主義が起こってきます。そして、穀物を粒のまま炊いて食べる国々では、実生活に則した智恵が発達するのです。

月と星は夜に輝き、太陽は朝と昼をつくりだします。ポールシフトが起こってから約一万三〇〇〇年、現代はまだ夜の時代でしかありません。文明としては暗いのです。その間に、星の国が科学技術（軍事力）によって世界を征服してしまいました。

ところが、夜空における星明かりは、月が出ることによって薄くなります。ですから、次の時代は神秘主義が科学技術と対立することになるのです。この二つの争いは、今、象徴的にアメリカとイスラムの戦いとしてあらわれています。あるいは、ダビデの星であるイスラエルとイスラムとの戦いとして。

この二つは、ある意味では似たものどうしですから、なかなか妥協しません。月が明るければ星が消え、星が明るくなれば月が消えるようなもので、互いに張り合って譲らないのです。そして、互いに共通している肉食の荒々しい波動が憎しみを倍加させ、血なまぐさい報復合戦は終わることを知りません。

しかし、太陽が出れば星も月も見えなくなります。ですから、星と月との戦いを最後にまとめるのは太陽なのです。

星の旗の宗教であり文化であるキリスト教にしても、月の旗の宗教・文化であるイスラム教にしても、親孝行をするとか、食物を正しく食べようとかいった、生活の実際に関する教えはありません。

ところが、穀物を粒で食べている日本や中国の思想や文化は、日々の生活においてもっと実際的です。親孝行しなさいとか、恩には報《むく》いるべきだとか、食物は何をどう食べるべきだとか、日常の生活についての智恵がよく発達しています。

こうした智恵は、ゆっくりとではありますが、しかし着実に、闇《やみ》に光をあてるようにして、人間世界のあるべき姿を明らかにしていくでしょう。

◇――武力でつくった平和はやがて崩れる

かつて、パクス・ロマーナ（ローマの平和）といわれた時代がありました。紀元前二七年に帝政が確立して以降、約二〇〇年間続いた地中海世界の平和のことをいいますが、この平和をつくったのは強大な武力でした。

近代では、一九世紀にパクス・ブリタニカが出現します。これもまた、平和とはいえ、イギリスの強大な軍事力と航海技術が、七つの海を支配した時代です。しかしこの時代をつくったイギリスの海軍力も、太平洋戦争において日本の海軍力や航空技術の前についえさってしまいました。

そして現在、パクス・アメリカーナの時代が到来したかのように見えます。これもアメリカの圧倒的な軍事力と科学技術とによって、世界を制圧するものです。しかし、その力は、一度はベトナムで挫折《ざせつ》し、今またイスラム圏において、膠着《こうちゃく》状態のなかでもがき苦しんでいます。このようになることは、実は陰陽からいえば当然なのです。

攻撃性や武力となってあらわれる陽性と陽性とがぶつかり合うと、ちょうど岩石が砕けて小石になるように、拡散性の陰性に転化します。つまり、アメリカとイラクが衝突すると、一方の暴力によって打ち負かされた他方の暴力は細分化されてゲリラやテロなどの暴力に拡散し、戦況は間違いなく泥沼化してしまうのです。

近年のアメリカは、マクロビオティックが最も重い病気だと考える「傲慢《ごうまん》」に陥ってしまいました。そこから派生するのは「オレは正しく、お前は間違っている」という姿勢です。アメリカは「お前の間違い」を、すべて武力で解決しようとしてきました。そして、その結果がゲリラやテロなどの拡散的暴力の発生であり、そうした暴力の全世界への拡大なのです。今後しばらく、世界は拡散し分裂化し、細分化（いわば陰性化）した暴力による戦争や紛争の泥沼化を経験することになるでしょう。

結局、ここではっきりと言えることは〝力による平和〟はダメだということです。武力によってではなく、次の時代は意識によって平和をつくっていくべきだと、私は考えています。その意識とは、先に述べたように、人類は一つの兄弟姉妹なのだ、というものにほかなりません。

私がこういうことを書いたり話したりすると、必ず「理想主義にすぎる」という批判や揶揄《やゆ》が聞こえてきます。でも、私は理想主義でいいと思っているのです。

アメリカ自体がそうでした。アメリカは建国の際、民主主義という理想を高らかに掲げて合衆国をつくりあげたのです。その当初は、みんながそういう理想をもち、ためらうことなくそれを唱えたのです。トマス・ジェファーソンが起草した当初のアメリカ憲法を、ぜひ読んでいただきたい。そこに記された輝くような理想に、きっと胸を打たれることでしょう。

やがて「太陽の日本」が世界を救う

さて、先の話しに戻ると、星の文化はヨーロッパからアメリカに移り、そこで現在パクス・アメリカーナを出現させましたが、アメリカがそれを武力で維持しようとするかぎり、いずれ崩壊するのは歴史の教えるとおりなのです。

たしかに、星の国の文化がまず世界を覆《おお》いました。すると次に、月の旗の文化が出てきて、星の文化とのあいだで対立と争いが生じています。

それが、大いなる調和に向けた対立なのか、単に不安と疑心と憎しみをベースにした争いなのかはまだわかりません。そしてまた、アメリカとイスラムとの争いの結末がどうなるか、それもわかりません。やはり星の旗の国が強くて、他は征服されるかもしれません。

古代文明のマヤやインカも太陽の旗の食文化で、トウモロコシの粒をスチームで炊いて食べていました。ご存じのとおり、これらは星の文化の国に植民地化されてしまったのです。現在でも、ペルーやメキシコなどの中南米諸国は、トウモロコシを粒で食べる太陽の旗の食文化をもっていますが、星条旗のアメリカに圧迫されています。

かつて太陽の旗をもった国、全粒穀物の食文化をもった国、先に挙げたタイにしろベトナムにしろ、星の国にかなり痛めつけられた経験があります。元来太陽だった中国の旗は、星のついた「五星紅旗《ごせいこうき》」に変わってしまいました。

そして、太陽の旗の国でただ一つ、現在も元気で残っているのが日本なのです。ほかの多くの国は、もう太陽の旗を降ろしてしまいました。しかし、幸いにも、太陽の陣営として、日本とその食文化がまだ残っているのです。

ですから、まだまだ人類の未来についての希望はあります。何度もいうように、日本の伝統食をベースにしたマクロビオティック食が、血液の質を変え、人の考え方を変え、万民が兄弟姉妹として関係する平和な世の中をつくるのです。

日本が世界を救うといっても、日本という国家やその政府が救うのではありません。それは、日本と呼ばれる極東の島々に縄文期の長い間、あるいはそれ以前から温存され伝統化されてきた食生活とそれが生みだす宇宙観、自然観、社会観、人間観——いわば生命観——が救済の力をもつということなのです。

最後は、〝太陽の日本〟が世界を救うことになる。私はそう信じて、マクロビオティックの普及にきょうも勤《いそ》しんでいます。

第5章

なぜ日本が世界をリードできるのか

日本を礼賛したアインシュタイン

ある国会議員の方から、次のような質問を受けたことがあります。

「かつてアインシュタインが来日したとき、彼はたぶん直感的にでしょうが、『世界人類が戦争で疲れ果てたとき、日本が世界の平和に貢献する国として存在することを、人々は神に感謝するだろう』というようなことを言っています。なぜ日本はそのような国になりうるのか、また、なぜアインシュタインがそのようなことを言ったのか、久司さんならどのように考えますか」と。

以下、この質問に対する私の考えを、わかりやすく述べることにしたいと思います。ただ、その前に、アインシュタインと日本について、少し補足しておいたほうがいいでしょう。

アインシュタインが日本にやってきたのは一九二二年（大正一一年）、「改造社」という出版社からの招待を受けての訪問でした。日本郵船の「北野丸」で航海中、上海に寄る少し前に、アインシュタインはノーベル賞受賞の知らせを受けたそうです。このニュースはすぐに日本でも報道され、来日中はたいへんなアインシュタインブームが起こったのはいうまでもありません。

彼は船上での取材で「日本訪問の目的は？」と問われ、次のように答えています。

「それは二つあります。一つはラフカディオ・ハーン（小泉八雲）などで読んだ美しい日本を実際に自分の眼で確かめること。特に日本の音楽や美術、建築などをよく見聞きしてみたいと思っています。もう一つは、科学の世界的連携によって国際関係をいっそう親善に導くこと。これは自分自身の使命だと考えています」

こうした発言は多分に社交辞令的な要素がありますが、アインシュタインはこのとき、個人的な日記もしたためていました。そちらのほうは、かなり彼の本心がうかがえるといっていいでしょう。

日本滞在が一カ月を過ぎようとするころ、彼はその日記に日本の芸術の多様さと豊富さを賛美したあと、次のような言葉を書き記しています。

「自然と人間とは一体様式以外の何物をも生まないほどに一つに結ばれている。実際にこの国に由来するすべてのものは、愛らしく晴れやかであり、抽象的でも形而上《けいじじょう》学的でもなく、常に自然によって与えられるものとかなり緊密に結びついている」と。

アインシュタインの頭脳は、自然と一体となった日本人の姿をみごとにとらえていたのです。そして、彼は日本について、次のような言葉を残したと伝えられています。これが先の国会議員が引用した内容でしょう。

「近代日本の発展ほど、世界を驚かせたものはない。一系の天皇を戴《いただ》いていることが今日の日本をそのようにあらしめたのである。私はこのような尊い国が世界に一カ所くらいなくてはならないと考えていた。世界の未来は進むだけ進み、そのあいだ、幾度か争いは繰り返されて、最後の戦いに疲れるときが来る。そのとき、人類はまことの平和を求めて、世界的な盟主をあげなければならない。この世界の盟主なるものは、武力や金力ではなく、あらゆる国の歴史を抜き越えた、最も古く、また尊い国柄でなくてはならない。世界の文化はアジアにはじまって、アジアに帰る。それはアジアの高い峰、日本に立ち戻らねばならない。われわれは神に感謝する。われわれに日本という、尊い国をつくっておいてくれたことを……」

「一系の天皇」という表現は多分に抽象的であり、歴史上の実際とは必ずしも一致していませんが、しかし、受け継ぐ精神性が不変であるという意味で、「一系」という言葉をつかってもよいでしょう。この精神性の不変ということは、私たち代々の穀菜食を中心とした食体系が不変であるという生物学的、生化学的な長い伝統によって培われてきたのです。したがって、天皇家を含み、私たちがその食体系を変化させれば、もはや「一系」でもなく、日本人もまた変性し、伝統的な精神は消滅してしまいます。実は、戦後の食物の大きな変化によって、日本人のすべてに進行している精神の退化現象は、私たちが毎日の生活で経験していることなのです。

アインシュタインの血が日本に感応した

はじめて日本を訪れたアインシュタインが、なぜこれほどまでに日本を礼賛したのかは、少し不思議な気がします。しかも彼は、「一系の天皇」という言葉までつかっているのです。実はこの言葉こそ、アインシュタインが感応《かんのう》したものを象徴しているのではないでしょうか。

ご存じのように、アインシュタインはユダヤ人ですが、私は彼がシュメール系の古代ユダヤ人の血を濃厚に引く人物ではないかと推量しています。あとに述べるように、実は古代ユダヤ人は遙かな昔にこの地に渡来して、古代日本人と交わりあった民族だと思われるのです。

つまり、アインシュタインははじめて訪れた日本で、日本のしきたりや様式を見聞して、自らに流れる古代ユダヤ人の血と深く感応するもの、あるいは共鳴するものを強く感じとったのではないでしょうか。このことは、前章で述べた天変地異と深くかかわっているのです。以下順次、それとの関連から、古代日本と古代ユダヤとについて述べていきましょう。

一万三〇〇〇年前、この地球に起こった巨大な天変地異は、世界中のさまざまな伝説として語り継がれ、また当時の巨石文明の一部が数多くの遺跡として残っています。日本にも、与那国島近海に海底遺跡があることは前章で述べたとおりです。また、イソハラ文献や沖縄の古文書が、天変地異の伝承を書き記しています。

そうした伝承や遺跡、あるいは関東地方で出土する象たちの化石[注]などから推定すると、そのときの変動は地軸を三〇度も変化させるという大規模なものでした。アトランティスが一夜にして海底に没したと伝えられるのは、みなさんもご存じのことでしょう。日本においては、このとき太平洋側の陸地が隆起し、逆に日本海側が沈み込んだといわれています。

これほどの「ポールシフト」が起これば、人類はひとたまりもありません。多くの人類が死に絶え、それまでの文明はことごとく瓦解《がかい》してしまったのです。ただ、そこでわずかに生き残った人々は、当時の智恵を記憶として、あとの人々に伝えていきました。

日本へ向かう船上での
アインシュタインと妻エルザ
（1922年11月）

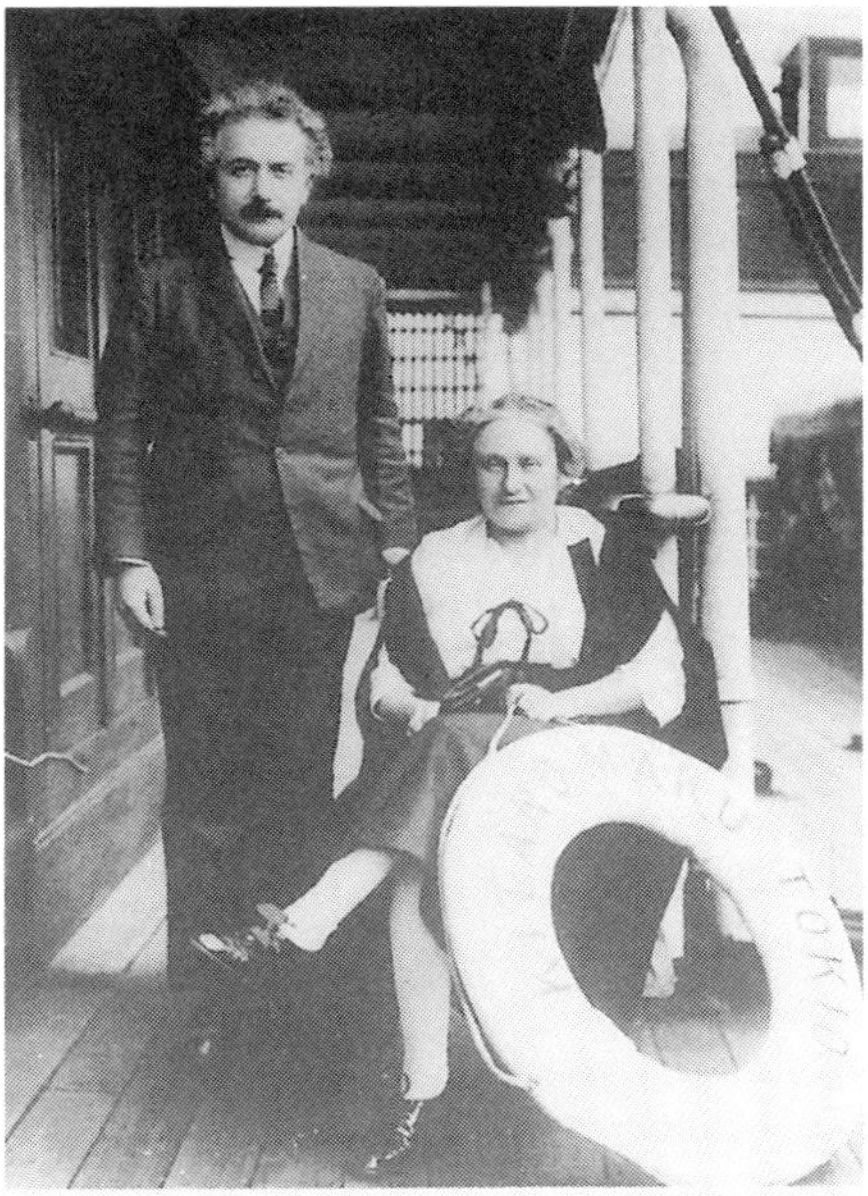

東京商科大学（現・一橋大学）で歓待を受ける
アインシュタイン夫妻（1922年11月）

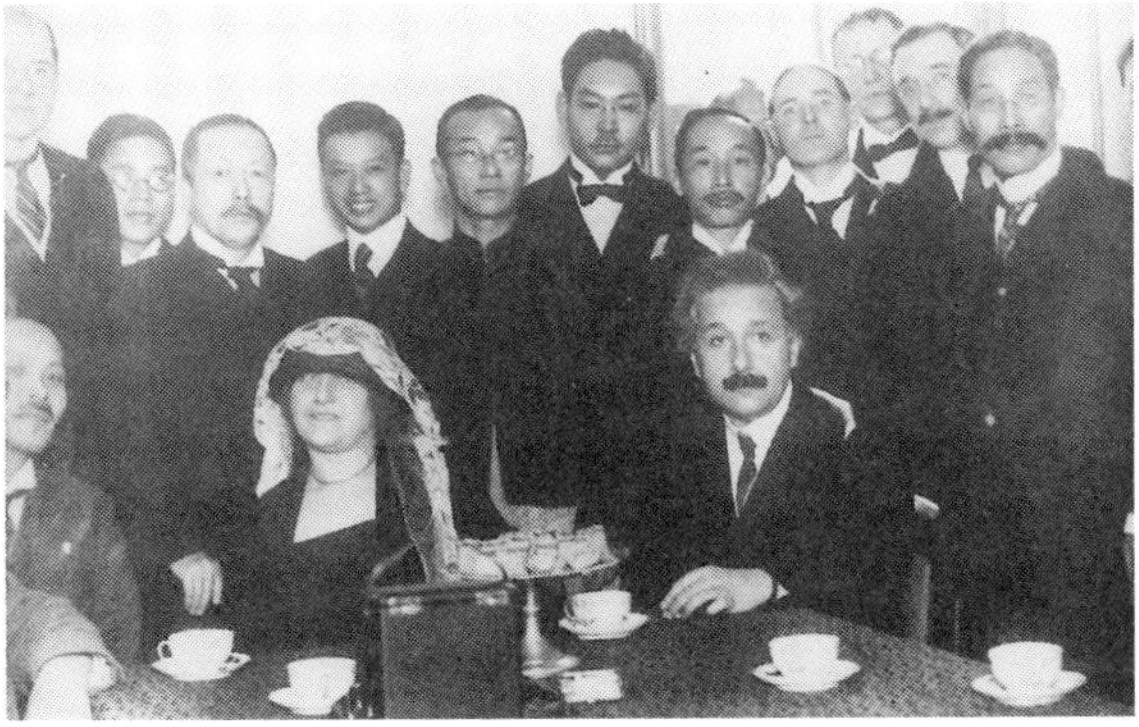

（写真提供＝ヘブライ大学アインシュタイン資料室）

その記憶によって再興されたのが、現在の地上に残るピラミッドなどの古代遺跡なのです。

ところで、巨大な天変地異が起こる前、一万三〇〇〇年以上前の地球に栄えた文明の中心にあった国、私はそれが日本だったと考えています。それは、日本という国家ではなく、今でいう「極東地域」と考えてください。

【注】日本の関東地方では、南方産のナウマン象の化石が発見されています。また、シベリアの凍土から掘り起こされたマンモスの化石の胃袋には、なんと草の若芽が入っていたのです。地軸の変化による大地震、大洪水、そして気候の激変は、三日ほどで（一部の地域を除いて）、全地球の生命体すべてに及んだと考えられます。

日本列島は地のエネルギーの宝庫

一見、荒唐無稽《こうとうむけい》な説に思われるかもしれませんが、私は実に数多くの根拠をもって自分の考えを述べているのです。ただし、そのすべてをここに書き記すのが本書の趣旨ではありません。いくつか主要なものをかいつまんで紹介しておきましょう。

その一つは日本の地理的位置です。私はこの地球上において、日本ほど特殊な場所に位置し、恵まれた自然環境をもつ国はないと考えています。

人間の体に経絡《けいらく》というエネルギーの道筋があるように、地球にも経絡があります。それが火山帯です。その火山の経絡が日本列島にはたくさん走っているため、日本中に何千という温泉が湧きだしています。

こうしたエネルギーが蓄積され、それが突如として解き放たれたときに起こるのが地震です。夏になれば南から台風が何度も到来し、冬になれば北から冷たいエネルギーが降りてきます。これほど集中的に自然エネルギーが集まっている場所は、この地球上にありません。

そんな特殊な場所で日本人は生まれ育ったのです。つまり、天のエネルギーだけでなく、ありあまるほどの地のエネルギーを受けている民族が日本人なのだといえるでしょう。同じように、日本で育てた米も野菜も、内部に高いエネルギーを宿すわけです。

北海道で採れるクリカボチャなど、それを示す典型的な例でしょう。クリカボチャはもともと、「少年よ、大志を抱け」で有名なクラーク博士が、マサチューセッツ州からもってきたスクワッシュというアメリカ種のカボチャなのです。

アメリカでマクロビオティックの運動をはじめたころ、私はそれを知らずに北海道からクリカボチャの種を取り寄せ、当時の弟子であるヒッピーの学生たちに栽培させたことがあります。その種からできた初代のクリカボチャは、すばらしくおいしいものでした。しかし、その種で二世代目をつくったら、少し味が落ちてきたのです。おかしいなと思いながらも、三世代、四世代めをつくっていくと、アメリカのスクワッシュとまったく同じ味になってしまいました。

結局、植物に固有のDNAではなく、日本列島のエネルギーが農作物をおいしくしているのです。それほどまでに日本は活性化され、エネルギーが高いといえます。これは太古の昔からそうでした。そこに日本人は、ずっと住みつづけているのです。

日本人は、日本の自然のすばらしさを忘れているのではないでしょうか。これほど恵まれた自然のなかに私たちが暮らしていることを、この環境を、全世界の人々のために役立たせる必要があります。

私たちがもっているエネルギー、私たちの発想や自然観、私たちの文化、とりわけその伝統的食文化を、世界の人たちをしあわせにするために伝える必要があるのです。超古代の日本人は、きっとそれを実行したに違いありません。他の人をしあわせにすることが、とりもなおさず自分自身をしあわせにすることだと、彼らはよく知っていたのです。それに、エネルギーは高いところから低いところに流れます。文化や文明の伝播《でんぱ》もこの流れに沿うわけですから、一万三〇〇〇年以上前の地球に栄えた超古代文明の中心が、今日、日本と呼ばれている地域であったという推測は、けっして的はずれではないのです。

◇世界各地に残る超古代の日本語

もう一つ例証を挙げておきましょう。それは言葉です。世界に散在するさまざまな固有名詞（ことに地名）が、実は超古代の日本語にその多くの起源をもっているのです。いわゆる「言霊《ことたま》」、すなわち、言葉は霊的な波動、宇宙や自然エネルギーをあらわす発音の綴りであるという事実からすれば、それは当然ありうる話なのです。

たとえば「ピラミッド」。「ピ」は、擬態音として波動をあらわし、「ラ」は螺旋《らせん》を、「ミ」は満つることを、「ド」は建物を意味する堂をあらわしています。つまり、ピラミッドは日本に起源をもつ建造物なのです。

日本におけるその遺跡としては、広島県の葦獄山《あしたかやま》や飛騨の高屋山《たかややま》、岐阜県の位山《くらいやま》など数多く残されており、付近にストーン・サークルや神社などが数多く見られるのが、日本のピラミッドの特徴といえるでしょう。日本の超古代文明が巨大な天変地異によって滅んだのち、ピラミッドの記憶は神社の建築様式として、古代日本人に受け継がれたのでした。

また、「サハラ」はもともと砂原であり、「シベリア」は凍《しば》れる地の意味です。ことに興味深いのは、「アスカ」という地名でしょう。現在、「飛鳥」と書いてなぜ「あすか」と読むかは解明されていませんが、それもそのはずで、「アスカ」はもともと超古代の日本語の名残《なごり》なのです。なお、「明日香」は当て字でしょう。

この言葉は平和を意味する古代インド語とも重なりますが、「ア」は最も基本的な母音として大きいとの意味をあらわし、「ス」は平和を、「カ」は力強さをそれぞれあらわしています。つまり、ユニバーサルな、かつピースフルなエネルギーのある場所、そのような力の満ちるところが「アスカ」なのです。

この語が今に残る地名には、ペルーの「ナスカ」、アメリカの「アラスカ」や「ナブラスカ」、カナダの「サスカチアン」、そしてアフリカ大陸の南東にある「マダガスカル」などが有名でしょう。ちなみに、ペルーでは日本の様式とほぼ同じ縄文式土器が見つかっており、また日本独特の食材といえる、ごま塩がつかわれています。

またノルウェーには、旧約聖書の創世記とは異なるエデンの園からの追放神話が残っていますが、そこには「アズカ」が滅びたという記載があるのです。

こうしたことを総合すると、エネルギーの流れに沿って、超古代の日本語もまた世界に広く伝播されたと考えることができます。日本とは、その起源において、まさに平和とその宇宙観、生命観とを世界に向けて発信していた地域だったのです。

もちろん、言霊や言葉の伝播ということは、それに先行して食体系の伝播があるか、または世界の各地域が同じような食体系を実行していたということができます。

超古代は自然エネルギーを活用していた

さて、前項で述べたように、ピラミッドの記憶は神社の建築様式として受け継がれました。しかし、それは単なる建築様式としてではありません。ピラミッドの造形が、天と大地のエネルギーを集中するのに最も適した様式であることを、古代の日本人は遠い記憶と伝承とによって知っていたからです。

ちなみに、天地のエネルギーを集中させる方法には、ほかにも「ストーン・サークル」があります。ストーン・サークルもまた、世界の各地に残っている普遍的様式であるのは、みなさんもご存じでしょう。これはピラミッドまたはピラミッド型の建造物と併用されることもあり、擬似《ぎじ》的な石柱や木製の列柱として建造物を囲むこともあるようです。

また、中央アメリカのコスタリカで発見された真円の球は、何のためにつくられたかわかっていません。実は、日本でいう「玉石《たまいし》」と一緒なのです。つまり、ピラミッドやピラミッド型の建造物の上に載せて、エネルギーの集中を強化させるもので、それが真円の球の製作目的なのです。

要するに、超古代においては天のエネルギーと地のエネルギーを集中させ、その自然エネルギーが生命の営み全般に活用されていました。しかし、その後の人間は、火をはじめとして「燃やすエネルギー」を利用するようになり、文明の進展にしたがって、そうしたエネルギーの使用は拡大しつづけたのです。

そして現在、燃やすエネルギーは飽和点に達しつつあります。これ以上燃やしつづけると、地球自然の健康が完全に損なわれ、治癒《ちゆ》不能な状態にまで達するでしょう。だからこそ、もう一度私たちは、物質文明を根底から見直し、超古代人の叡智《えいち》を学び直して、自然エネルギーの活用に転換することを真剣に考えるべきなのです。

そのときの範《はん》となり決め手となるのが、日本の伝統的世界観であり、それを生みだす食体系にほかなりません。というのも、日本には連綿と受け継がれてきた記憶として、超古代人の叡智が色濃く残り、今も渦巻くように日本全体をめぐっているのですから。

なお、こうしたエネルギー転換の必要性とその方策については、資本主義の問題も含めてあとの章で詳しく述べるつもりです。

◆──古シュメール人は日本に渡来した

ところで、エネルギーと食とに関して、古代日本人と相通ずる考えをもっていたのが、実はシュメール人なのです。ここでやっと、アインシュタインの話とつながりました。

シュメール人は日本の天孫降臨《てんそんこうりん》と非常によく似た神話をもっています。しかし、紀元前三〇〇〇年ごろ、つまり今から五〇〇〇年前にメソポタミア南部に都市国家をつくったシュメール人のさらに先の源流、いわゆる古シュメール人は、その存在は確認されているものの、どこから来たのか、またどこに行ったのか、歴史のうえで足跡がわからなくなっているのです。

ちなみに、古シュメールの存在は、彼らが粘土板に書きつけた物語によって証明されています。その物語とは地表を覆い尽くした大洪水についてであり、そこにはノアの方舟のオリジナルが記されているのです。

実は、六〇〇〇～八〇〇〇年前、この古シュメール人は日本に渡来し、そこで縄文文化を主導した、というのが私の推論です。その根拠の一つに岩刻《がんこく》文字があります。この文字は山口県その他で見つかった一種のヒエログリフ（古代の象形文字）ですが、これがシュメール文字に類似していることは、国際学会でも認められています。

このシュメール人から分岐したのが古代ユダヤ人です。ユダヤ民族はアブラハムを始祖としますが、アブラハムはシュメール系なのです。実は、ユダヤ人には二つの系統があります。欧米に多く居住しているユダヤ人はカスピ海系の新ユダヤ人ですが、本来のユダヤ人はアブラハムを祖とする民族なのです。新ユダヤの系統の食文化はヨーロッパ系と同じといっていいでしょう。

一方、シュメール系の古代ユダヤ人は農業を重視し、穀菜食を主にしたその食文化から平和を愛好する心性を培《つちか》いました。肉食を用いるときにはその調理法に厳しい規制がありました。今に残る「コーシャ」の食戒律です。アインシュタインの平和主義も、そうした血の流れを受けているのでしょう。

◇――「天皇」に感応したシュメールの記憶

さて、先に私は、アインシュタインが「一系の天皇」を尊いと書き記したことを、彼の感応の象徴だと述べました。それはこういうことです。つまり、アインシュタインは日々見聞きする日本固有のしきたりや、当時の日本人がそうあってほしいと願って心の中に宿す天皇観のなかに、あるいは神社の様式のなかに、また神道式の儀式のなかに、自らの血（＝古代ユダヤ人）につながるものを感じとり、意識の底で打ち震えるような感動をおぼえたのではないでしょうか。

もう少し理屈をいえば、西洋の王や皇帝にはない、日本の天皇家や伝統のある家系に残されている風習や世界観への感応であったかもしれません。それは、次の四つにまとめられます。

一つは、力による征服ではなく、調和を重んじる統治の仕方です。日本という国を平《たい》らかにするまでは、天皇家もまた数々のいくさを経験しました。しかし、朝権が定まって以降、いくつかの例外はありますが、主として天皇は調和を統治のベースにしてきたといえます。

二つめは、穀物、ことに米を大切にし、その豊穣《ほうじょう》を自らが祈る伝統です。たとえば、天皇がその年の新米でつくった神饌《みけ》（御饌）と神酒《みき》（御酒）を伊勢神宮に供え、五穀《ごこく》豊穣を感謝する神嘗祭《かんなめさい》、あるいはそのあとおこなわれる新嘗祭《にいなめさい》では、天皇は地に座し四方に祈りつつ新米を食します。そればかりでなく、歴代の天皇は自ら田植えの儀式まで執《と》りおこなってきました。

三つめは、天皇の行事に世界の平和を祈る儀式があること、さらに四つめとしては、縄文期を含む古代の人々や自然を神として祀《まつ》ることが挙げられるでしょう。

こうした〝天皇〟の統合的イメージを、アインシュタインは自らの内なるシュメール的な感性で受け容れたのではないでしょうか。

しかも彼は、日本の地に四三日間も滞在しました。その間、彼は日本列島の強い天地のエネルギーを受けつづけ、かつ日本食を食べつづけたのです。細胞を励起《れいき》する強いエネルギーと、思考を穏やかにする穀菜食の波動が、彼の細胞深くに眠る古シュメールの記憶を呼びさましたともいえるかもしれません。

◇――内へ内へと引く日本のエネルギー

そのアインシュタインが、なぜ、将来において日本が世界平和に多大な貢献をすると語ったのでしょうか。

これもまた、推察の域を出ませんが、先に述べたようにアインシュタインが何にどう感応したかを考えていけば、彼の言葉を生みだした想念――日本に対するイメージを抽出していくことは可能でしょう。

一つには、天皇のイメージや交わった人々を通じて、日本人はもともと心が穏やかで、平和を希求する民だということを、彼が感じとったことが挙げられます。しかし、平和を願うだけでは、世界平和への貢献という行動レベルの成果はあげられません。

そもそも日本という国は、外からの文物《ぶんぶつ》をとりいれることに熟達した国ですが、自国の文物を外に向けて発信することにはあまり熱心ではありませんでした。文物という言葉を、エネルギーという概念に置き換えてもいいでしょう。つまり日本の場合、エネルギーの流れる方向が内へ内へと引いているわけです。

たとえば、無限の宇宙に神を投影するのはどの民族もおこなっていることですが、日本ではこの神をも内へ内へと引いてきます。日本の各地で思い思いの神を祀り、そのための神社を大小いくつもつくり、それでもものの足りずに森や岩場に鎮守の社《やしろ》を置く。さらに家庭では神棚をつくり、個人単位ではお守りを身につける、といったぐあいです。

自然や風物も内へ内へと流れます。借景《しゃっけい》は山水をかたどった造園になり、それをさらに小さな庭に凝縮させ、ついには箱庭や盆栽にまで圧縮されるわけです。住所や名前を書く場合も、大から小へとの順番は欧米とはまったく逆になっています。

このように、内に向かうエネルギーに沿って、海外の文物をとりいれ、それを巧みに消化して自国の養分にするというやり方は、書かれた歴史で知るかぎり、弥生《やよい》時代から現在にいたるまでずっとつづいてきました。周知のとおり、かつての外国は中国であり朝鮮であり、現在のそれはヨーロッパであり、ことに最近はアメリカです。

しかし、先にも述べたとおり、日本は外のものを内にとりいれるばかりで、内のものを外にはほとんど出していません。もちろん、輸出という形で大量の工業製品が国外に出ていってはいますが、文化として外に発信されたのは、禅や武士道、茶道ぐらいのものではないでしょうか。

たとえばカソリックのジェスイット教団（イエズス会）のような伝道を、ごくわずかな人々を除いて、日本人は一切してきませんでした。いや、そのような意識が、そもそも日本人にはなかったといったほうがいいでしょう。

◇――日本と日本人の崇高なる使命

ということからすれば、日本および日本人は、これからも内へ内へと向かうだけで、外に対する貢献はおこなわないのでしょうか。そして、アインシュタインの予言あるいは期待は、結局根拠のないものだったのでしょうか。

私はそうは思いません。今、日本が世界に向けて発信する価値のある文化は、アニメーションやPCゲームだけではないのです。日本の食文化こそ、まさに世界の平和に貢献できる価値ある文化だと、私は信じています。

何度もいうように、マクロビオティック食のベースにあるのは、穀菜食を基本とする伝統的な日本食にほかなりません。マクロビオティックの普及運動とは、言い換えれば、日本の伝統的な食性をひろく国際化して、各地域に合うように調節し、変化させながら世界中に広げることであり、世界の食事内容を国際化された日本食に置き換えることなのです。

食を変えれば血液が変わり、細胞が変わり、心が変わります。

マクロビオティック食を食べつづけると、一カ月、二カ月、三カ月、半年、一年と、徐々にその人（あるいは、あなた自身）の態度や行動が変わっていくのがわかるでしょう。行動のベースにある意識やものの考え方が変わってくるからです。マクロビオティック食を習慣化する以前に比べて、ものの見方、考え方がはるかに穏やかになり、平和的になり、協調性が生まれます。【注】

マクロビオティック食の、ひいては日本食のこのすばらしい力に、日本人自身が気づかねばなりません。日本人には、全世界を自分たちの食によって変える崇高なる使命があります。にもかかわらず、当の日本人自身がそれに気づかず、あるいはその使命を実行する準備ができていないのです。

日本人には、早く自覚してもらいたい。そしてまず、日本でマクロビオティック食を強力に推進し、がんやエイズなどの現代病を撲滅《ぼくめつ》するとともに、社会全体から犯罪を激減させ、その範を全世界に示してほしい。私はそのように期待しています。

マクロビオティック食の実践者が、日本で一〇〇人から一〇〇〇人になり、一〇〇〇人が一万人に、そして一〇〇万人、一〇〇〇万人になれば、国民全体の意識が変わってきます。そして、軍事大国を夢見ない政治家がリーダーとなってそうした国民意識を善導すると、日本自身が平和を愛する国家として、世界中から尊敬されるようになるでしょう。

そのときこそ、日本および日本人が、平和と健康と愛の象徴として、世界平和実現のためのリーダーとなりうるときです。星の食性の国々と月の食性の国々とのあいだに入り、太陽を戴《いただ》く中庸の食性をもった国――武力や資金ではなく、その人間性や精神性の高さ、スピリチュアリティの高さにおいて尊敬される国として、日本は和平への道を築くリーダーとなるのです。

七十数年前、もとより秀でた感応性に、日本の地で天と地の高いエネルギーを受け、中庸の日本食を摂取したアインシュタイン。彼はたぶんこのようなイメージを、シュメールの遠い記憶とともに浮かびあがらせたのではないでしょうか。私にはそのように思えてなりません。

【注】マクロビオティック食を通じた心の変化の具体例、ことに凶悪かつ攻撃的な心性が更生された刑務所や少年院などでの実例については、本書の姉妹編『マクロビオティックをやさしくはじめる』の第2章をご参照ください。

世界平和に向けたマクロビオティック運動

世界平和の実現に向けたマクロビオティックの運動は、進捗《しんちょく》としては次なるステージへの途上にあり、力としてはまだまだ微力です。しかし、その支持者や実践者は着実に増えつづけています。

現に、〝マクロビオティック先進国〟のアメリカでは、約三〇〇万人の実践者が中心となってマクロビオティックの輪が広がっています。言い換えれば、非常に平和的な方法でアメリカ人の血液が、細胞が、そして心が着々と変わりつつあるのです。

私の活動拠点はアメリカですから、この輪をさらに大きくしていきたい。そうなれば、食性の誤りによって傲慢《ごうまん》で好戦的になったアメリカ人全般の心性も、やがて穏やかになり、戦争よりも平和を志向するようになっていくでしょう。

世界の人々がなべて平和を求めるようになるには、マクロビオティック標準食を、各地域に合ったものに調節しながら、世界にもっともっと広げねばなりません。私自身は、特にアラブ地域やイスラエルに広めなければならないと考えています。現地の伝統食や気候に合わせて、マクロビオティック食の構成やその調理法を調整し、修正しながら進めていくつもりです。

具体的には、イスラエルへの影響と波及を視野に入れ、アメリカにいるラビ（ユダヤ教の聖職者）たちにマクロビオティックについて講義しています。アメリカのラビとイスラエルのラビとはつながっていますから、五年以内には、私が直接イスラエルに行って講義をはじめられる状況がつくれるでしょう。

イスラムのほうでも、私の著書が翻訳されて出版されるなど、ある程度はマクロビオティックに関する認識が広まりつつあります。イスラエルへの普及だけでは不十分ですので、イスラム圏の国々にも普及への努力をしています。

こうした努力が実るまでには、これから何十年かかるかしれません。しかし、星と月の国々が憎しみあい、傷つけあい、報復を繰り返す今日的な構造を抜本的に変えるには、さらなる暴力や政治的強権ではなく、食の変換による心そのものの変換と進化とが必要不可欠なのです。

食の変換には、命の犠牲も余分なコストも必要ありません。一部の食材を除外し、その地域の伝統的な食材を用いながらですから、宗旨を変える必要もありません。単純に、そして純粋に、自分の食習慣をその地域に合ったマクロビオティック食に転換するだけでいいのです。

そして、こうしたマクロビオティックの考え方を伝道し、主導する国に、日本がなるべきなのです。全人類は兄弟姉妹であるとの思いを強く胸中にいだき、全世界に対して精神と生活のみちびき手となってもらいたい。私はそう希望しています。そのときのキーワードは、「愛」と「宇宙」になるでしょう。

では、マクロビオティックは、そして日本は、これからの世界に対してどのような貢献ができるのか。次章では、その大きな方向性について述べたいと思います。

第6章

マクロビオティックと日本、その使命と貢献

◇――洋才から和魂へ、物質から精神へ

「和魂洋才《わこんようさい》」という言葉があります。それまでの「和魂漢才」に替わって明治期につくられたようですが、日本人としての精神や気構えを堅持しつつ、西洋の優れた学問や制度、そして技術をとりいれようという、文明開化の方向性をよくあらわした言葉です。しかし、この言葉を発したとき、日本人は「洋才」をとりいれることに熱心になるあまり、「和魂」のほうを忘れてしまったのではないでしょうか。

私がここでいう「和魂」とは、けっして武士道や茶道などを意味するだけではありません。はるかな昔から、穀菜食を中心とする伝統的食事が培ってきた伝統や精神の総体――ものの見方、考え方、感じ方、そこから生じた価値観や世界観、そして文化、儀礼、倫理などのことです。

ことに洋才に基づく〝新しい価値観〟によって、非効率だとか不経済だとして切り捨てられていったもののなかに、ほんとうに重要なものがあったのではないか。私にはそう思えてならないのです。

このように書くと、懐古主義だの尚古《しょうこ》主義だのとそしりを受けそうですが、けっして

そういうことではありません。明治維新から一四〇年近くを経た現在、日本が世界に向けて発信する文物のなかに、「和魂」を象徴するもの、「和魂」に基づいて発想されたものが一つもない。みんな、「洋才」に準拠したものばかりです。そのことが寂しいというより、私はある種の危機感をいだいています。

この一四〇年近くのあいだに「洋才」が「和魂」を圧倒し、物質性が精神性を従属させるような世の中が形成されてしまいました。しかも日本は、「洋才」の枠のなかで、「洋才」の価値基準に則って考え、判断し、自国を運営し、他国との関係を構築し、あるいは競争を繰り広げています。

もちろん、それでもって日本人が心身ともに健康で、幸福であり、世界からも尊敬されているなら、誰も文句はいいません。しかし、「洋才」によって日本にもたらされたのは、物質的な富の蓄積と物質的に充足した生活だけではないでしょうか。貧しさを克服したつもりが、精神の貧しさに陥ってしまったのです。

いや、これは日本だけの話ではありません。世界中が物質優先の仕組みのなかで苦しみ、精神性を回復するための出口を探し求めているのです。

その出口を照らすものが、実は忘れられた「和魂」のなかにあるのではないか。私はそう思っています。「和魂」は忘れられただけで、けっして失われたわけではありません。それは日本人の記憶のなかに残っているのです。

ですから日本人には、その「和魂」を呼び戻し、自分たちのなかに生き生きと復活させてほしい。そして、そこから発想される新しい価値観によって、物質優先の世界を乗り越える方策を、世界の人々に向けて提示してもらいたい。そう切実に思います。

日本人には、それをする使命があるのです。というのも、そこに示されるものこそ、日本古来の食性に準拠した〝マクロビオティックな生き方〟と同じものなのですから。

――日本が太平洋戦争で敗北した理由

前章で私は「内へ内へと引く日本のエネルギー」という表現をつかいましたが、今まで日本は欧米型のシステムを貪欲《どんよく》なまでにとりいれてきました。経済から政治、法律、医学、さらには学問や教育の分野にいたるまで、ほぼすべての分野にわたって欧米型システムが機能するようになったのです。

もちろん、効率的・機能的という価値基準において、欧米型システム自体は悪いものではありません。まずかったのは、そのシステムに全面的に依存し、その後の思考も行動もすべて欧米型をベースにしてしまったことです。

それによって日本が怠《おこた》ったのは、日本人の心性に調和する日本型のシステムを考案し、欧米型に対してそれを対置し、日本型の発想で評価・判断するという努力でした。つまり、常に欧米型の土俵の上で、日本は思考し、行動していたわけです。

そのことの失敗を端的にあらわすのが、太平洋戦争での敗北でしょう。日本は当時の卓越した技術力を駆使して、ゼロ戦に代表される優秀な戦闘機、あるいは大和に代表される戦艦などをつくっていました。しかし、これらは欧米型の技術であり、いわばその真似にすぎません。ですから結局は、物量の圧倒的な差によって叩きつぶされてしまったのです。

同じように、今後も日本が欧米型のシステム一辺倒で進んでいったならば、競争が起こったときは欧米型のなかに巻き込まれていって、必ず負けることになるでしょう。というのも、そこには対置すべき日本型システム、あるいは、違う土俵を提示する「和魂」の世界がないからです。

精神性を重んじる価値体系への転換

たしかにこれまでの日本は、アジアのなかでの優位性を確保しており、そのことによって、欧米型のなかにあっても競争のバランスをとることができました。しかし、現在は中国が、中国型ともいえるシステムによって、日欧米を猛烈に追いかけてきています。あと一〇年も経てば、政治の分野においても経済の分野においても、中国はアメリカとほぼ対等のポジションにつくでしょう。そのとき両国の狭間《はざま》に立ち、アジアでの優位性もなくした日本は、競争に勝つことができるのでしょうか。

たぶん困難だと思います。勝つためには、競争の土俵を変えるしかありません。いや、勝つとか負けるとかの次元＝欧米的価値体系を超え、日本がまったく別の立場に立って、競争ではなく愛と協調を原理とする新たな土俵があることを、世界に向けて提案していくことのほうが重要なのです。

それは欧米的システム、あるいはその価値観に支えられた経済組織を、すべてひっくり返すほどの提案となるでしょう。資本主義でもない、ましてや社会主義でも共産主義でもない、それはまったく新しいシステムなのです。

資本主義も社会主義も、物質というものを基盤にしています。物質に（あるいは物質と交換可能なソフトにも）、物質化できる価値が貼りついているからです。ですから「まったく新しいシステム」とは、物質に貼りついた価値を無力化するものでなくてはなりません。

そのようなことが、果たしてできるのでしょうか。実は可能なのです。物質を無限に生産できる方式、方法を見つけたら、物質の価値などなくなってしまいます。そしてこの方法は、原理的にはすでに見つかっているのです。そうなると、物質的価値に代わる新たな価値体系が生まれることになるでしょう。

それが精神的価値体系、つまり物質性よりも精神性を重んじる価値の体系にほかなりません。人間の命、人間の健康、人間の精神性、そうしたものの価値を何よりも大切にする価値観の世界です。

ただ、一足飛びにこうした世界について述べる前に、私が考える「新しい経済原理」——マクロビオティックの視点に立った「人間社会のあるべき姿」——を、以下に考えてみることにしましょう。

◘——人生の目的とはいったい何なのか

会社勤めであれ自由業であれ、私たちは社会人になると何らかの職に就き、毎日あくせくと働きつづけます。あるいは家庭にあって、毎日雑事に追われています。何のために、と自問するいとまもないほど、重なり来る多忙感のなかで、私たちは疲労とストレスを日々蓄積しつづけているのです。

しかし、私たちの祖先が何百万年も前にこの地球上に出現したころ、ほかの動物たちと同じように、一方では本能的に生命の危機を感じながらも、必要なときに野を駆け、必要なときに食し、眠くなったら寝るという生活を送っていたに違いありません。基本的に、それは自由で、穏やかな毎日だったはずです。

それに比べて、気ぜわしい現在という時代に投げ出され、組織化され、管理され、努力とスピードと成果を強制されながら、生涯にわたって働きつづけねばならないことが、なんとも不思議に思えてきます。このような労働から自らを解放するためには、さらなる努力と資金の蓄積が必要です。私たちはそれを常識として受け容れ、もはや疑うことはありません。

しかし、人間にとって働くこと、働きつづけなければならないことは、ほんとうに常識なのでしょうか。もし働く必要などないとすれば、労働を半ば強制されるような現代社会の、どこに間違いがあるのでしょう。

子どものころ、私たちは大人になったらやってみたいと思うことがたくさんありました。しかし、大人になって毎日毎日追い立てられるように働きつづけることを、期待したり予期したりしたでしょうか。

サラリーマンであれば六〇歳か六五歳で定年退職を迎え、その後を余生として細々と送り、やがてはひっそりと死んでいく。私たちはそんなことのために、この世に生を受けたのでしょうか。

人生の大半、一日の大半を、けっして望んだわけではない労働で塗りつぶす。そのような目的で生まれたのではないとすれば、私たちの人生の目的はいったい何なのでしょうか。あるいは、自分が生きていることに、ほんとうに価値はあるのでしょうか。

私たちがあらためて自らを振り返るとき、これらは胸中に去来《きょらい》する当然の疑問です。自分の人生でありながら、自分がやりたいことを思う存分できない。それが現代人の最も本質的な問題といえるでしょう。

経済原理の中心は人間の健康と幸福

人間はほかのすべての生物や自然現象と同じように、この無限宇宙の顕現《けんげん》——宇宙の秩序がこの地球上に姿をあらわしたものです。ですから、地球上で営まれる経済という営みの原理もまた、宇宙の秩序を反映したものでなくてはなりません。また、現在を生きる私たちも、宇宙の秩序が反映された経済原理に基づいて、自分たちの生活を調整していく必要があります。

では、私たちが生きていくうえで準拠すべき経済原理とは何か。以下の三つにまとめてみました。

❶一粒万倍（いちりゅうまんばい）

これは序章にも記したとおりです。現代の天文学が明らかにしたように、宇宙は膨張しつづけています。この無限の拡大は、宇宙自体の基本的な性質といえるでしょう。つまり、無限宇宙のなかで起きるすべての現象は、永遠に拡大、分化、再生を繰り返しているのです。

言い換えれば、間断なく繰り返される創造こそ、自然なる生産の原理だといえます。肥沃《ひよく》な大地に落ちた一粒の穀物の種は、やがて何百という粒を生み、それは何千、何万粒と増えてゆき、さらには何百万粒の穀物として実っては、その豊穣《ほうじょう》を多くの者たちに分け与えるのです。

このような、絶え間ない生産と分配こそ宇宙の秩序に沿った自然の営みであり、私たちが忘れていた自然の経済原理にほかなりません。

その原理に立ち返り、それに基づいて生きるためには、人間は自然生産への干渉を最小限に抑えるべきでしょう。なぜなら、モノの生産において、自然生産に勝る力強い方式はないからです。このことは、とくに自然（大気や水、土や日光などの自然力）を母胎とする農業生産にあっては重大です。

宇宙の秩序、自然の摂理に則ったこの自然生産に、人間が人工的な技術や化学剤を大量に投入すれば、自然生産はその正常な機能を損ない、繁殖繁茂の秩序を乱してしまいます。その結果、それを食する人間自身が健康を害し、やがては人類が存亡の危機に見舞われる事態になってしまうでしょう。

❷ 真の経済資本

私たちは経済活動の資源または資本を、一般に金銭の財政力や機械・設備などの生産能力と考えていますが、実はそうではありません。それらは二次的な要因、つまり生産と分配を運営する手段にすぎないのです。

では、真の経済資本とは何なのでしょう。それは、

① 世界の人間一人ひとりの肉体と精神の健康であり、

② 地球、太陽系、宇宙における自然の力と環境条件、なのです。

二〇世紀に入ったころから急速に人間の心身の健康が損なわれ、ことに二〇世紀の中

盤以降、人為的な力による自然の破壊、環境の汚染が進んでいます。これらが意味するのは、それが資本主義経済であれ社会主義経済であれ、人間のおこなっている経済運営が実際には〝反経済的〟であること、つまりは自然の経済原理に反しているということにほかなりません。

経済運営（ミクロ的には法人経営）において何よりも大切なのは、そこで生き、そこで働く人々が、健康で豊かな人間性を維持できるかどうかなのです。同じく、生産され、分配された物品や価値を利用する、いわゆる顧客や消費者が、健康で豊かな人間性を維持できるかどうかなのです。

そのためにこそ、マクロビオティックの原理、つまり正しい食事法が世界中の人々に適用されなければなりません。そして、マクロビオティックの原理が経済運営のなかに貫徹されてこそ、はじめて心身の健康と人間性の発揚という①の経済資本が確保できるのです。

それとともに、私たちは経済運営に必要なエネルギー資源を、石油や天然ガス、石炭などの地下埋蔵資源に頼ってはいけません。それらの資源は埋蔵量に限度があり、やがては必ず枯渇《こかつ》してしまいますし、それらを燃やすことによって、自然の汚染が促進されます。

では、地球内の物質でなければ、私たちはエネルギー資源を何に求めればよいのでしょう。それは、地球を創造し動かしている宇宙的な力とエネルギーにです。太陽系の内部に充満し、地球上に降り注ぐ太陽の光と熱のエネルギー、電磁力、波動、放射線などです。あるいはまた、地上に目を転じれば、風や海流のエネルギー、地熱のエネルギーなどの自然エネルギーもあります。

ことに前者、宇宙から絶え間なく地球に送られてくる力とエネルギーは、ほとんど無限なのです。

❸ 経済運営の原理

どのような経済の運営も、調和と均衡の原理である「陰陽の法則」を理解し、それに則って進められなければなりません。そして、経済運営において調和と均衡を保たねばならない対象には、次のようなものがあります。

①宇宙と地球、②全生物の生命と自然環境、③動植物の生命と人間、④世界の人々(人口)とそれに見合うだけの土地、⑤物質的富と人間一人ひとりの心の幸福。

これらそれぞれの調和と均衡が保たれねばならないにもかかわらず、現在おこなわれている経済運営は、物質的な富、利便性と効用、慰安とエンタテインメントの追求にのみ向けられています。こんな目先だけの運営のために、人々は心身を蝕《むしば》まれているのが現状といえるでしょう。

私たちが願うほんとうの幸福は、経済的繁栄という物質的富の幻影《げんえい》の前で押しつぶされようとしています。そして、そんな見せかけの繁栄の背後では、地球上の全生物の生存が脅かされ、自然環境がじわじわと破壊され、その果てで地球そのものが存亡の危機に瀕《ひん》しているのです。

ここで、マクロビオティックの食の原理をもう一度思い起こしてください。つまり、人間が摂取する食物は、自然環境に調和し適応するために、気候・風土を同じくする地域で確保されなければならない、ということを。

ただし、そのほかの物資はこのかぎりではありません。それらは広く貿易をおこなって互いに交換し、それを通じて知的理解や美的体験を分かちあえばいいのです。経済運営における物資の交流については、食べ物とその他の物資を区別して考えてください。食べ物は生命そのものなのですから。

◘——健康と幸福を分かちあえる世の中の創出に向けて

以上述べてきたことを踏まえて、ここでマクロビオティックにおける食と健康、その観点から見た「労働」と「経済」についてまとめておきましょう。

食の意味を問うとき、私たちは常に「健康とは何か」ということを考える必要があります。健康とは、人間を肉体と精神に分ければ、それぞれが健康であり健全である状態のことです。それは、マクロビオティックのいう「正食」を通じて実現します。ただし、家族であれば家族団欒《だんらん》の食事、家族から離れている人は親しい人とのなごやかな食事が、健康を増進するのはいうまでもありません。

そして、毎日毎日が非常に楽しく、たくさんの友だちや他の人たちと一緒に生きていることが実感できる。そうした状態が健康なのです。幸福についても、同じことがいえるでしょう。

自分ひとりが健康であっても意味がないのと同様に、自分だけが幸福であってもしかたありません。健康であること、幸福であることを普遍的に分かち合えること、それが他のすべての人々を自分の兄弟姉妹と感じる健康な心なのです。

こうした健康の定義（第3章参照）をきちんと理解して、自分がほんとうに健康かどうか、幸福かどうかを省みてください。それがマクロビオティックな生き方の一つなのです。

次に、人生とは何かを考えたとき、生活のために働かねばならないといわれますが、ほんとうに働く必要があるのでしょうか。これも前項で述べたように、実は働く必要なんてありません。

自分の意志に反して、生活や経済のためだけに無理に働く人生、いや、働くことを自己目的としたような人生は、実は間違っているのです。動物はみんな遊んでいます。そういってまずければ、人間の狭い経済観念から命名した「働きアリ」も「働きバチ」も、自分が苦労して働いているなどという意識はありません。働かなければならないという、半ば強迫観念に突き動かされて、自分が望んだわけではないのにあくせく働きつづけるのは、人間がゆがんだ経済システムをつくったからなのです。

人間性が豊かになれる穀物を食べず、快楽を求めるような肉を食べると、我欲を出し、他人を蹴落としてまで自己の欲望を満たすようになり、力は正義という考えに陥ります。今の社会は我欲優先の経済社会となり、企業は利益の追求のみを目的とするようになり、大衆はその中で自己を忘れ、企業の奴隷となるような生活形態を余儀なくされるようになりました。私たちは、嫌々ながら働かざるをえない労働者となっているのです。そして労働の対価として給料をもらい、余暇で自分の人生を楽しんでいます。

そんなゆがんだ経済システムをつくってしまったのは、人間が穀物の食べ方を間違えたからにほかなりません。もっと具体的にいえば、穀物を全粒としてではなく、精白して部分化したり、粉にしてベークやチャパティのような形で食べることが主な食べ方となって、全体の調和したエネルギーを欠くようになり、それによって副食も増え、動物性食や脂肪の摂取も増え、ついには穀物が主食ではなくなり、宇宙や自然との一体感を失ってしまったからなのです。

ただし、そうなった遠因は、ポールシフトによる巨大な天変地異と、その結果発生した気候の激変にあります。

つまり、天地の自然エネルギーだけで食物や物資をつくりだせなくなり、いたるところで農耕をはじめなければ、あるいは生産をはじめなければ生存できないという事情が生じたために、労働が人間の宿命になったという経緯があったわけです。いわゆる「失楽園」や「エデンの園からの追放」という、人類の生存方法の大変革が起こったのです。その結果、人間は物質に呪《のろ》われ、物質に従属する経済システムをつくってしまったのでした。

ですから、現行のシステムを前項で述べたシステムにつくり直せば、人間は苦役《くえき》としての労働から解放されるとともに、人間性と精神性、そしてスピリチュアリティを回復できるでしょう。それはまた、すべての人々が健康と幸福を分かちあえる、そのような世界の実現にもつながるのです。

ただし、こうした既存システムの転換は、欧米型の分析的観念やそれに基づくシステムからの発想ではとてもできません。宇宙の秩序に基づく健康な精神からの発想、つまりマクロビオティックを基準とした正しい食事法によって肉体と精神の健康を回復し、そこからの発想によって世の中のシステムを考え直すべきなのです。

以下、その方策について考えることにしましょう。

◇――資本主義経済は宇宙の秩序に反している

ここで私たちは、資本主義経済という巨大なシステムに突きあたります。ソビエト連邦や東欧社会主義諸国の崩壊、あるいは中国の市場経済化をもって、人々は資本主義経済の勝利を高らかに宣言しました。資本主義経済こそ、人類が築きあげた最高の経済システムであると。

でも、ほんとうにそうでしょうか。たしかに世界のほとんどの国は、現在、資本主義経済システムをベースに運営されています。しかし、先にも述べたとおり、資本主義も社会主義も、物質的富を最高神としてその下に人間を隷属《れいぞく》させ、システム自体が物質を基軸に運営されているという意味で、どちらも宇宙の秩序に反したシステムであることに変わりありません。

とはいっても、私は物質的富を排斥《はいせき》して、山林に交わることを理想としているわけではありません。物質的富を求める人間の欲望もまた、それを認めなければなりません。しかし、物質的富を至高のものとする信仰が妄想であることを指摘したいのです。この信仰から私たちを解き放つためには、物質を排斥し忌避《きひ》するのではなく、物質を無限に安く生産する方法を発見して、物質的富を価値のないものにしてしまうことが必要です。いわば、新しい産業革命が必要なのです。

そもそも、資本の定義が物質そのものにのみ根ざしています。それらは何かというと、まずカネであり、土地、不動産、施設、設備、それから在庫、そういったものが資本です。資本主義経済とは、それを守りながら、かつ拡大していくシステムといったらわかりやすいでしょう。ですから、物質でしか表現できないシステムであり、モノだけでなく人間の価値すら究極的にはカネでしか評価できません。

ところが、こうしたシステムであるかぎり、この経済システムはいつしか崩壊してしまうでしょう。なぜならば、最も大切な〝人間の健康〟、さらに言えば〝人間の愛〟という要件が、この資本のなかに入っていないからです。企業の従業員もその顧客も含め、万民の健康を根底に組み入れないシステムは、もはや崩壊するしかありません。

日本でもそのあらわれは、年金問題や医療保険、介護保険の問題として顕在化《けんざいか》してきました。また、少子化傾向を回復する兆《きざ》しはうかがえません。これなど、物質を基軸とするシステムへの、女性たちからの声なき反乱ともいえるでしょう。

健康や生命をおざなりにしてきたツケが、今さまざまな形で噴出しはじめています。BSEや鳥インフルエンザ、O157、牛乳汚染などで明らかになったように、食の安全や環境問題など、健康の維持に要するコストは今後ますます増えつづけるでしょう。そうした負担が個々の国民にも国家財政にも重くのしかかり、日本だけでなく世界の主要国の経済は破綻《はたん》しかかっているわけです。

難しい経済理論など駆使する必要はありません。要するに、宇宙の秩序と自然の摂理からかけ離れたシステム、あるいは反するシステムは、それが経済であれ、政治であれ、教育であれ、ことごとく崩壊に向かう運命にあります。

◘――資本主義にとって替わる「第二の経済」

次に、資本主義を陰陽の法則に照らして解いてみましょう。

資本主義はおカネや物質が一つのところに集まる求心的な、つまり「陽性のシステム」です。それが究極まで進んでしまって、問題が蓄積されているというのが現在の状況だといえます。陽が極まれば陰に転ずるしかありません。したがって、資本主義は遠心的な陰性のシステムに反転するしかないでしょう。

資本主義が資本主義であるかぎり、おカネや資本を殖《ふ》やしていかざるをえないわけですから、膨大な浪費や無駄が伴います。そのようなシステムが、いつまでも存続するはずがないのです。

ですから、陽から陰への反転に際して、資本主義はそのシステムの基軸となっている物質性を、精神性あるいはスピリチュアリティに転換するしかありません。では、それはどのような経済システムになるのでしょうか。

一つのヒントになるのが教育です。本来の教育には、資本主義経済とは逆の経済性がありまます。教育においては、両親が子どものためにおカネや労力を注ぎ込みますが、その見返りはおカネや物品による報酬ではありません。それはその子が成長すること、そして健康で長生きしてくれることなのです。

これは、経済的・物質的には非常なマイナスに違いありません。しかし、成長するということは、両親にも子ども自身にも非常に大きな満足感と幸福感が伴います。

たった一人の人間を育てるのに、両親は生活費や教育費をはじめとする出費を重ねるとともに、愛情をもって子どもを見守り、そして励まし、他方、学校の先生や周囲の人たちもその子の成長を願ってさまざまな支援をします。実はそこに、すばらしいエネルギーが集まっているのです。

このように、「自分だけ、おカネだけ、目先だけ」の資本主義的な経済を「第一の経済」とすれば、人間性や精神性の成長をベースに、喜びとしあわせの享受を目的として、何の功利的・物質的交換も伴わない教育は、まさに「第二の経済」といえるでしょう。これが、資本主義にとって替わる新しい経済システムなのです。

結局は、第二の経済のキーワードである「成長・人間性・精神性・健康」といった要素を含まないシステムは、それが一時的にどれほど反映しようとも、やがては極まったのちに消滅するしかありません。

企業活動も同じです。そこで働いている従業員に対しても顧客に対しても、人間としての精神性を高め、成長を促すような事業や活動をしていない会社は、遅かれ早かれ倒壊していきます。社会的不正をはたらいた会社が隠蔽《いんぺい》のために内へ内へと求心性を強め、ついに内部告発（拡散）という形でそれが露見して、社会的・法的に叱責《しっせき》されたり倒産したりするのも、陰陽の法則どおりといえるでしょう。

第二の経済におけるエネルギーの問題

ところで、「第二の経済」を実現させようとするとき問題となるのが、エネルギーと物質生産をどうするかということです。

まずエネルギーの問題について。第二の経済では、人間の健康を損ない、環境を汚染する化石エネルギーの活用は考えられません。ですから、太陽の光や熱、風力、地熱、海流などによる発電、いわゆるクリーンエネルギーの開発や実利用のさらなる進展を、私も期待しています。

ただし、エネルギー問題を抜本的に解決するのは、先に述べたように、宇宙からの限りなく膨大なエネルギーの活用でしょう。この、天から地に向かうエネルギーと、地球の自転によって生じ、地から天に上昇するエネルギー、この強大な陰陽二つのエネルギーを融合させることで、電気などの利用可能なエネルギーに転換するのです。

稲妻現象はこの典型といえるでしょう。もともとイナズマは「稲夫」と書くのが正しく、天から地に向かう雷光は稲を実らせる「夫」(=男)であると、古代の日本人は正しく認識していたのです。もちろん、稲を天に向けて生育させるのは、地から天に向かう陰(=女)のエネルギーです。

この陰のエネルギーと陽のエネルギーであるイナズマとが交わって、稲が穂をつける。これは、子どもをつくる男女のセックスと一緒だといっていいでしょう。そしてまた、セックスが陰陽の強烈なチャージであることは、みなさんご存じのとおりです。ですから古代では、イナズマのことを「イナツルビ」とよんでいました。「ツルビ」は「交合」と漢字表記し、まさにセックスのことです。

さて、天地のエネルギーを利用可能なエネルギーに転換するにはどうしたらいいか。実はこの転換装置であり、エネルギーの蓄積装置でもあったのがピラミッドなのです。前章で述べたとおり、ピラミッドは超古代の日本語に由来する建造物で、地球スケールの文明を共有していた地域のいたるところで建造されていました。

ストーン・サークルもこうした装置の一種と考えていいでしょう。ピラミッドの周辺は広大な農地になっており、そこでは蓄積されたエネルギーの流れによって、穀物をはじめとするさまざまな植物が、人力を加えずとも――つまり、人間はあくせく働かずとも――一粒万倍《いちりゅうまんばい》の自然力で繁茂し、人間にありあまるほどの食糧を供給していたのです。

ですから、現在の課題は、「第一の経済」が行き詰まって崩壊する前に、自然科学の力によってピラミッドに代わるエネルギー変換・蓄積のための装置を開発することです。天のエネルギー、地のエネルギーは、化石燃料のように地域に〝偏在《へんざい》〟していません。地球上のどこにでも〝遍在〟し、世界のどの地域に装置を設置しても豊かなエネルギーが無限に得られるのです。しかも、これほど完璧なクリーンエネルギーはありません。

この装置に関するアイデアはあります。しかし、その開発には膨大な資金を要するため、まだ着手できていないのが現状です。私は日本がこの開発のリーダーとなって世界に働きかけ、自国の優秀な科学技術をベースに、ぜひともつくりあげてほしいと願っています。

◘――原子転換による物質の生産は二一世紀の「錬金術」

第二の問題は物質の生産、つまり将来における地下資源の枯渇問題をどう解決するか、ということです。

結論をいうと、これは「原子転換」という技術で解決できます。現在の科学では、原子炉を用いる以外に物質の原子転換はありえないとされていますが、そのような超高温高圧下でなくとも、いや、むしろ低温下においてそれが可能であることが、さまざまな実験で証明されているのです。

これを説明するためには一冊の書物分の紙幅が必要であり、事実、ほんの紹介に過ぎませんが、私自身、『原子転換というヒント〜21世紀の地球再生革命』(三五館刊)という本をしたためています。原子転換の詳しい内容とその実績については、ぜひこの本を読んで確認してください。ここでは、その概要を以下に述べておきます。

原子転換とは、その一例をいえば、地球上にほとんど無限にある炭素から、有限の金属資源である鉄をつくりだす技術です。卑金属《ひきんぞく》である鉛《なまり》から金や銀などの貴金属をつくることもできます。こう書くと、中世の錬金術ではないか、との批判があるかと思いますが、実はそのとおりで、この技術は「二一世紀の錬金術」といっていいでしょう。

ただし、この錬金術は賢者の石やヒキガエルをつかったりはしません。あくまで物質を構成している元素の融合によっておこなわれます。とはいえ、この技術には近代科学で分類された元素周期表はあまり役立ちません。役立つのは、この原子転換においても

「陰陽の原理」にほかなりません。つまり、元素の陰陽が結びつくエネルギーによって、新たな元素をつくりだす技術なのです。

たとえば、酸素と炭素が結びついて一酸化炭素（または二酸化炭素）ができます。この結びつきは、自然界においてなされる文字どおり自然現象です。そのような結びつきがなぜ起こるのか。それは、酸素が陰性で炭素が陽性で、互いに引き合うからです。同様に、陰性の酸素は陽性の水素と結びつくと、水という新たな物質に転換します。

では、どのようにして元素の陰陽を判断するのでしょう。簡単にいえば、各元素の沸点と氷点の違いによって、あるいはプリズムによる分光での色彩の違いによってです。こうして区分された陰と陽との元素を、「プラズマ状態」【注】にして低温下で一気に融合させる。それが原子転換です。

この技術は、すでに実験室レベルでの実験によって、先に述べたように有限な資源としての金属や稀少な貴金属がつくれることが確認されています。もし、これが大規模な装置で生産できるようになれば、人間にとって必要な物質が、水素や炭素や酸素などのほとんど無尽蔵《むじんぞう》にある元素をつかって、しかも製造に必要な熱エネルギーはあまり使わずに、無限につくれるようになるのです。

そうなれば、人間は物質に隷属《れいぞく》する経済システムからも、物質とおカネの獲得を目的とした労働の苦役からも解放されるでしょう。それとともに、「第一の経済」は「第二の経済」に転換されていきます。そしてそこでは、人間の健康と幸福をつくるための、そして精神性とスピリチュアリティの向上を目的とした、まったく新しい産業が興《おこ》ることでしょう。

この原子転換における量産技術の開発についても、私は日本がその先鞭《せんべん》をつけてくれることを期待しています。

日本および日本人が、欧米型のシステムとその枠組みから自らを解き放ったとき、つまり、マクロビオティックな生き方と発想をわがものにしたとき、私の期待はきっと叶えられるでしょう。何度もいうように、高い自然の波動、高い食物の波動によってつくられた日本人の血の中には、かつて宇宙の秩序と調和し、自然なる文明を築いて生きたときの記憶が、潜在する波動として宿っているのですから。

【注】プラズマとは、物質の形態のうち、気体でも液体でも固体でもない第四の形態をいい、物質とエネルギーの中間にある状態のことです。たとえば、ライターで火をつけると、炎のまわりで波のように揺らいでいる部分が見えるでしょう。これが、ライターの燃料であるブタンがガスからエネルギーに転換する過程のプラズマ状態なのです。

◘——日本は穀物を自給自足すべし

以上、エネルギー問題と物質（資源）問題の解決策として私が述べた内容は、理想論にすぎないかもしれません。ただし、資本主義経済が早晩《そうばん》行き詰まること、そして物質偏重から人間性や精神性を第一義的に尊重するシステムへ転換することは、陰陽の法則からいって必然の流れといえるでしょう。

ひるがえって現在の世界経済を俯瞰《ふかん》すると、自由貿易の原則とグローバリゼーションの進展のなかで、国家の保護的垣根がどんどん低くなり、物資や資本の交流が従来にも増して活発におこなわれるようになりました。それとともに、経済の相互依存関係はますます強くなってきたといえます。

そして、世界規模での分業体制のなかで、日本は主に先進工業国の役割を担い、ハイレベルの工業製品を輸出する一方で、石油や鉱業資源、農産物を大量に輸入する国となりました。

こうした相互依存経済は、戦争を抑止するという意味でも非常に有効なシステムですが、私は農産物に関する日本の戦略に対して、大きな懸念をもっています。それは、あまりにも低い日本の「自給率」についてです。

人間の生存、健康、そして幸福に必要な衣食住にかかわる物資、ことに食物は、自給自足が原則でなければなりません。それ以外は他国へ依存してもいいのです。コンピュータも自動車も玩具も電信も……、外国からどんどん輸入また輸出しても問題ありませんが、衣食住、ことに食については、マクロビオティックの観点から自給自足が不可欠といえます。

その観点は二つあり、一つはマクロビオティック標準食の基底を成す穀物の確保、もう一つは地域に合致した植物の確保、ということです。

前者から説明しましょう。マクロビオティックの食事法ガイドライン（113ページ参照）では、全粒穀物【注】を基本（＝主食）とし、重量比では「食事のほぼ半分（四〇〜六〇％）を全粒穀物にする」ことを目安として指導しています。

穀物のなかでも、ことに重要なのが米です。農水省の「食糧需給表」によると、二〇〇二年（平成一四年）における米の自給率は九六％となっており、これはほぼ自給自足の水準にあるとみていいでしょう。さらに、小麦、大麦、アワ、ヒエ、ソバ、トウモロコシなどの雑穀も確保する必要があります。

米やその他の雑穀に次いで重要なのは大豆であり、その他の豆類です。ガイドラインでは「豆および豆製品」として分類してあります。大豆はマクロビオティック食の調味料として欠かせない味噌や醤油の原料であると同時に、中庸で貴重な植物タンパク源となる豆腐や納豆の材料でもあるのです。

この大豆の自給が決定的に足りません。先の「食糧需給表」では、同じ二〇〇二年の自給率がわずか五％しかないのです。自給率を上げるためには、国内でも耕作地以外の場所、たとえば山間部や畦道《あぜみち》などを利用して栽培すべきなのですが、それくらいではとてもまかないきれません。

ですから、大豆を確保するために、主要輸入先であるブラジル、アメリカ、中国の三カ国に、日本政府がバックアップしてでも日本資本の大豆専門の栽培会社をつくる必要があると、私自身は思っています。米と大豆の確保――これだけはきちんとやっておかないと、いざというときに大変です。

後者、つまり「地域に合致した植物の確保」とは、自国の気候風土で育った植物の摂取という、マクロビオティックの原則に沿った方針です。第3章で熱帯性のバナナを例にして説明したように、日本人は日本の気候風土に合った植物を食べることが健康であるための要件だといえます。ですから、伝統的料理につかう食材（植物）は、自国で自給自足すべきなのです。もし他国から輸入しなければならないときには、日本の気候風土に似た自然環境に育った産物か、他地域でも適用できるように加工された産物を輸入すべきなのです。

こうした大きな視野に立って、政治家には農業問題、農作物の自由化問題に取り組んでいただきたいと思います。


【注】全粒とは、「穀物の粒を削り取らない」「粒全体、粒のまま」という意味で、米の場合であれば「玄米を精白しない」「精米ではなく玄米で」ということです。

◇――世界連邦の理想と限界

経済システムについては以上述べたとおりですが、こうしたグローバルエコノミーに代表される国際社会を、今後どのようにして平和的かつ協調的にコントロールするか、という問題が次に浮上してきます。つまり、そのために世界規模での政治組織・体制をどう構築するか、という問題です。

みなさんは「すでに国際連合があるではないか」とお考えになるでしょう。しかし、現在の国連は、いわば主権国家の寄り合い所帯であり、平和か戦争かといった国家間の争いにかかわる運営は拒否権をもった米・英・仏・露・中の五カ国（安全保障理事会常任理事国）が握り、実質的には超大国であるアメリカが主導しています。

また、ある国が国連決議に反対して脱退するといったら、どこもその国を止められないのです。あるいは今回のイラク戦争のように、国連の合意が得られなくとも、アメリカが独自の判断でイラクを攻撃するといったら、たとえ常任理事国の権限をもってしても、攻撃を中止させることはできません。

ですから、各国が独立国として対等の立場で協議でき、かつ国連よりも強い指導力と公平さをもって、主に国家利益に関する対立を克服するための国際組織が必要となるわけです。

実は、私がマクロビオティックの運動を開始したきっかけは、このような恒久平和の確立に向けた組織をつくろうと思ったことでした。一人の学生として戦争の惨禍《さんか》を目のあたりにし、人間の生命と平和の尊さを痛感した私は、戦後すぐの時期に「世界連邦（世界政府）」の建設運動にかかわったのです。【注1】

当時、一九五〇年前後の時期、世界連邦設立運動は次のような二つの流れによって成り立っていました。
＊各国の国家主権を制限することによって、世界連邦政府を発展させるために国連憲章

を改正する。

＊各国国民の民主的選挙によって代表を選出し、その代表者からなる世界連邦議会を組織する（この議会の構成としては二院制が提案され、一方は各国政府の代表、もう一方は人民によって選ばれた代表で構成する、というものでした）。

あのころから五十数年が経とうとしていますが、今でも私は世界連邦への期待を捨てたわけではありません。マクロビオティックの観点から、さまざまな構想や提案をつくりあげています。【注2】先にも書いたように、民主党の大統領候補の一人にもなったクシニッチ下院議員と、互いの構想について語りあってもいます。

しかし、世界連邦建設運動にかかわった者の一人として、世界連邦の限界もまた私にはよくわかるのです。

たしかに、中央政府をもつ世界共同体＝世界連邦は、核兵器などのあらゆる破壊的な兵力と武器を独占し、規制することによって、地球上における戦争と破壊を抑止することができるかもしれません。しかし、そのような国際組織が設立されたとしても、人間の幸福に関する多くの問題は未解決のままになるでしょう。

結局、私たちは、人間という問題――人間の心の改良、精神性の向上という地球人類の根本問題に降りていかなければならないのです。

【注1】世界連邦建設運動へのかかわりと、その私がマクロビオティックを志すようになった詳しい経緯については、姉妹編『マクロビオティックをやさしくはじめる』の第1章をご参照ください。
【注2】たとえば、気候風土や古くからの伝統、宗教、食性、民族など、共通の要素をもった国々から成る地域ブロックを、議会の構成単位とすること。また、「カウンセル・オブ・ヒューマニティ(Council of humanity)」という評議会――政治権力はもたないが、大統領や議会の決定を評価する元老院的組織の設立、などがあります。

平和への道、マクロビオティック

現在、国連決議に基づく戦争抑止力やアメリカのもつ圧倒的軍事力によって、世界のパワーバランスがなんとか保たれ、戦争や地域紛争、あるいはその拡大が抑制されています。しかし、戦争が起こらないからといって、戦争の原因が必ずしも取り除かれたわけではありません。つまり、戦争抑止力の存在は〝対症療法〟的効果を発揮することはできても、問題の根底に横たわる原因をなくすことはできないのです。

平和とは、単に戦争が起こらない状態ではありません。戦争にいたる根本的原因が存在しなくなった状態をいうのです。そしてそのような状態は、誰もが戦争を問題の解決手段として考えなくなったときにはじめて実現します。そのためには、一人ひとりの人間の意識のなかから、戦争や争いという概念そのものを消滅させなければなりません。

しかし、これを学校教育や社会教育によっておこなうことはできないでしょう。戦争という概念の追放、あるいは人間の内なる暴力性や攻撃性の鎮静《ちんせい》には、人間性を生物学的かつ心理的に改善する必要があります。それが、「人類の食を変える」ということなのです。

人間一人ひとりが平和を願い、隣人を兄弟姉妹のように愛する心をもつようにならなければ、いくら政治体制、社会機構を改正しても、争いの根底にある憎しみと傲慢《ごうまん》、利己心と虚栄心はなくなりません。逆にいえば、誰もが心身ともに健康になり、こうした邪念や悪夢、妄想から解放されれば、社会の、そして世界の平和はおのずと実現されるのです。

そのためには、宇宙の秩序、自然の摂理への理解を通じて、また環境に適した正しい食事、マクロビオティック標準食の実践によって人間の血液を健康で清浄なものとし、人間性の生物学的、心理的革命を起こさなければなりません。でなければ、いかなる社会的、政治的、経済的機構の変革も、あるいは世界連邦の確立も、一時的な対症療法になってしまうでしょう。

機構やシステムそのものに生命はありません。それらを絶対視したり、それだけに頼るようになれば、機構やシステムは人間の真の幸福にとって、むしろ有害な存在になりかねないのです。それらが強力かつ堅固であればあるほど、そのリスクは大きいといえるでしょう。

平和な一つの世界――〝One《ワン》 Peaceful《ピースフル》 World《ワールド》〟あるいは恒久平和のための世界連邦への夢がついえさることはありません。しかしそれらは、人間性、精神性、スピリチュアリティの向上を通じてのみ、その目的、すなわち人類世界の平和が実現できるものなのです。そのために私たちが自らに課すべき課題は、次のようなことだといえます。

1＝人間一人ひとりが健康になろうとする強固な意志をもち、それを実践することによって、肉体的、心理的、精神的なあらゆる不調を取り除くこと。

2＝そのことを通じて、自分たちの意識からあらゆる悪夢と妄想を取り除くこと。

3＝そして、あらゆる人々とのあいだで普遍的な愛と相互理解を育み、国籍や人種、伝統や文化、信仰や思想の違いを克服し、互いが互いを宇宙にいだかれた一つの大家族の兄弟姉妹として認識すること。

以上のような段階を経て、統一された世界、〝One Peaceful World〟が自然に形づくられていくに違いありません。こうした過程を経ること以外に、人間の夢と幸福を実現する道はないのです。

私は、マクロビオティックという名においてこの道を提唱し続けてきました。そしてこれからも、人間の夢と幸福、世界の平和と安定に向けて、多くの人々とともにこの道を歩みつづけるつもりです。

願わくは、太古より祖先代々、受け継いできた穀菜食中心の食物のエネルギーの高い自然環境に住みつづけてきた結果、平和と愛の心を細胞の一つひとつに宿し、保存している日本人にこそ、この道を世界の人々に照らしだしてもらいたい。そして、この道を行こうと望む世界の人々をみちびいてもらいたい。私にはそれが、日本および日本人の崇高なる使命だと思えてなりません。

終章

幸福をつくりだすために

◇——自らの生き方を方向転換してみませんか

私たちが健康を、肉体的にも、心理的にも、精神的にも回復、発展させ、自らの夢を実現させて幸福をつくりだすためには、一人ひとりの生き方そのものを方向転換させなくてはなりません。

この本をしめくくるにあたって、方向転換のために必要な心構え、姿勢、考え方を以下にまとめてみました。ぜひ各人で、それぞれの項目を自問してみてください。

1＝私たちは生まれながらにもつ可能性——より大きな幸福、より高い自由を求め、それを実現する可能性を忘れて、ただ単なる感覚的快楽、感情的慰安を追い求めてはいないか、私たち自身の日常生活を反省してみましょう。

2＝さらに、日常の食べ物、飲み物を見直し、それがほんとうに最上の質の血液や細胞を生成するものであるかどうか、また最上の心理、精神の状態を確保するのに適切かどうか、あらためて見直してみましょう。

3＝両親、家族、友だち、その他の人々に対する私たちの考え方や行動が、ほんとうの尊敬や愛に根ざしたものかどうか、あるいは、ほんとうにその人たちの健康と幸福に役立っているかどうか、その一つひとつを思い起こしてみましょう。

4＝私たち自身のふだん何気なくとっている態度や行動が、結果として、望ましくないことに与《くみ》していないか、たとえば、環境条件を無視した社会や自然の摂理に敵対した文化や技術、生活をつくることになっていないかどうか、静かに省みましょう。

5＝最後に、この無限の宇宙の中で、私たちがどこから来てどこへ行こうとしているかを、私たち自身がどれだけ理解しているか、自分に問いかけてみてください。

私たちは、宇宙の永遠の秩序と宇宙の変化のメカニズム、そして私たちの人生や日常生活でのそのあらわれに対する、もって生まれた直感的な理解力と記憶とを、今こそ回復しなければなりません。肉体や精神の不調も含め、一人ひとりの不幸から自分を救いだすには、まずはじめに、陰と陽の永久の法則、その弁証法的でダイナミックな変化の相を、すべての現象のうちに見ぬくことが必要なのです。

肉体と精神の病から自らを解放し、退化への傾向を健康と幸福の方向へ反転させるためには、陰陽についての理解を日々の食生活に適用して、食物の選択、料理法、食事の仕方に気を配ることからはじめなければなりません。

そうです。マクロビオティック食の実践と継続。それによってこそ、身心の健康と幸福が約束されるのです。

マクロビオティック食があなたをしあわせへの道に導くとき、あなたは次のようなことを実感することができるでしょう。

＊マクロビオティック生活以外にとくに予防策を講じなくても、病気にかかることがなく、肉体の健康を維持することができる。
＊わざわざ精神医療のカウンセリングを受けなくても、妄想などの精神不調に陥ることなく、健全な精神を確立し、それを向上させていくことができる。
＊ことさら努力をしなくても、知りたいと思うことを容易に理解することができる。
＊特別な教育や指導を受けなくても、自然にほかの人たちへの愛の精神を育み、環境との調和をはかることができる。
＊自分をことさらに戒めなくても、破壊的、暴力的、攻撃的な衝動や思念が頭に浮かぶことはない。
＊特別の経験がなくても、自然に大きな志《こころざし》をいだき、自らの夢をいつまでも持続し、どんな困難にも感謝の気持をもって対処し、そして克服することができる。

＊いかなる修練もなしに、まわりのすべての生き物、あらゆる現象との一体感を享受《きょうじゅ》し、それを味わい、心から楽しむことができる。

食物が私たちをつくっているのであり、私たちは食物そのものなのです。

食物が正しければ、おのずと肉体は精力的に、感情は安らかに、精神は明晰《めいせき》になります。

食物が正しくなければ、肉体の健康は損なわれ、感情は乱され、精神は混沌としてきます。

私たち一人ひとりの個々の感情、社会との関係、問題の対処の仕方などは、その食べるものによって左右されるのです。

欲求不満を感じたり、心が動揺したり、苦しさばかりを感じるときは、今までそして今も、自分がどういうものを食べてきたか、食べているか、振り返ってみる必要があります。

心と精神の習性、思考傾向や認識力は、すべて今まで長いあいだにわたって食べてきたものでつくられているからです。

食物を変えるということは、自分を完全に変えてしまうということです。したがって、

「食物を変える」ということは、とりもなおさず「自分の運命を創造する」ことにほかなりません。

それは、マクロビオティック食への転換、実践、継続によってこそ達成されます。マクロビオティック食によって、身心の健康を日々感じながら生活を楽しむこと。それがマクロビオティックな生き方であり、あなたがつくりあげる幸福なのです。

日本国内でクシマクロビオティックが学べる団体や教室、料理を体感できるレストラン、関連商品ショップのリストです。さらに詳細な情報をお求めの方は「**久司道夫オフィシャルサイト**」**http://www.kushimacrobiotics.com/** をご参照ください。

関連団体

◉クシ インスティテュート オブ ジャパン Kushi Institute of Japan（KIJ）

有限責任中間法人クシ・インスティテュート・オブ・ジャパン。
2004年5月に米国Kushi Instituteのライセンス提携校として設立。
〒408-0044　山梨県北巨摩郡小淵沢町2972
お問合せは **http://www.kijapan.jp** よりアクセスしてください。

◉学校法人滝口文化学園　日本アーツオブビューティ専門学校

日本初のＫＩ認定校、MCTレベルⅡまでを必修履修科目として採用。
〒408-0044　山梨県北巨摩群小淵沢2950
フリーダイヤル 0120-011-200　**http://www.aob.ac.jp/**

◉ワン・ピースフル・ワールド日本

〒631-0041　奈良市学園大和町4-253　TEL：0742-45-8026
代表：大場淳二　久司マクロビオティック推進グループ。
大場マクロビオティック料理教室を主宰。

コミュニティ

◉マクロビアン

〒979-3124　福島県いわき市小川町上小川中戸渡35
TEL&FAX：0246-88-2545
代表：橋本宙八　大自然に包まれた環境の中でナチュラルヒーリングを実体験。数日間のマクロビオティックによる半断食セミナーと各種セミナー、イベント等。**http://www.macrobian.net/**

クシマクロビオティックが学べる料理教室（設立順）

◉大場マクロビオティック料理教室

奈良市学園大和町4-253 TEL：0742-45-8026 FAX：0742-45-9651
代表：大場育子

◉マクロビガーデン

大阪市淀川区西中島6-8-9花原第一ビル　TEL：06-6101-4928
主宰：中企画株式会社 マクロビガーデン　講師：中 広行・中 美恵

◉ひろこ＆ローラ料理教室

東京都小平市仲町　TEL&FAX：042-342-8806
（個人宅です。不在が多いのでFAXを入れて頂ければ折り返しご連絡差し上げます）
主宰：小林裕子　講師：小林裕子

◉オーガニックベース

東京都武蔵野市吉祥寺南町4-6-8　フローラル1F
TEL：042-240-2467
主宰：奥津 爾　講師：奥津 典子

◉滝口健康文化スペース

東京都渋谷区渋谷 3-26-19アルソアビル4F
TEL：03-3797-3776
講師：パトリシオ・ガルシア・デ・パレデス

レストラン

◉クシガーデン デリ＆カフェ

東京都千代田区一ツ橋1-1-1　パレスサイドビル1F
TEL：03-3215-9455
営業時間／11：00～22：30（土～21：00）　定休日／日・祝
http://kushi-garden.com/

◉チャヤ マクロビオティック レストラン 新宿店

東京都新宿区新宿3-14-1伊勢丹新宿本館7階
TEL：03-3357-0014
営業時間／11:00～22:00　定休日／伊勢丹に準ずる
http://www.chaya.co.jp/macrobi/

◉チャヤ マクロビオティック カフェ 自由が丘店

東京都目黒区自由が丘2-3-12　サンクスネイチャー1階
TEL:03-5701-8266
営業時間／10:00～20:00　定休日／年中無休
http://www.chaya.co.jp/macrobi/

◉ママンテラス マクロビオティック家庭料理

大阪市中央区心斎橋筋1-5-4アベリーヌビル
TEL：06-6282-2774
営業時間／11：00～21：00（ラストオーダー）
定休日／上記へお問合せ下さい
http://www.maman.jp/

◉アニュー

久司道夫氏が推薦する商品を「クシマクロ食材シリーズ」として全国の自然食品の店「アニュー」で購入できます。最寄りの店舗を次頁からのリストでお探しください。http://www.anew.co.jp/

北海道

北海道	TEL	住所
アニュー森林公園	011-893-4223	札幌市厚別区厚別北2条5丁目1-7 LIV COCO PLAZA 1F
アニュー新琴似	011-762-8131	札幌市北区新琴似8条8丁目 第一恵ビル1F
アニュー北郷	011-872-3185	札幌市白石区北郷3条4丁目1-36 サイトウビル1F
アニュー白石	011-865-2633	札幌市白石区南郷通7丁目北5-23 林ビル1F
アニュー前田	011-694-4144	札幌市手稲区前田5条10丁目5-5 コニービル1F
アニュー月寒	011-851-3684	札幌市豊平区月寒中央通 6丁目241-9
アニュー平岸	011-822-8960	札幌市豊平区平岸3条4丁目1-29 リブレス平岸1F
アニュー琴似	011-614-7175	札幌市西区琴似2条2丁目1-3 プリンスプラザ札幌
アニュー西野	011-666-6918	札幌市西区西野6条2丁目3-28 NKビル1F
アニュー光栄	011-752-5442	札幌市東区北41条東8丁目3-1 ノースプラザ1F
アニュー石山	011-592-4975	札幌市南区石山2条6丁目7-1 石山エメラルドハイツ1F
アニュー澄川	011-816-5939	札幌市南区澄川3条3丁目4-10 佐久間ビル1F
アニュー五条	0166-23-7489	旭川市五条通14丁目 レジデンス5条1F
アニュー春光	0166-53-0185	旭川市春光6区1条6丁目2271
アニューいしかり	0133-72-1225	石狩市花川南8条4丁目468 ウチダビル1F
アニュー岩見沢	0126-22-8104	岩見沢市4条西1丁目2-45 明治生命ビル1F
アニュー野幌	011-385-3285	江別市野幌町41番地 あおいビル1F
アニュー小樽花園	0134-24-0279	小樽市花園4丁目4-4 サウスヒルズビル1F
アニュー帯広17条	0155-33-0578	帯広市西17条南5丁目2-116
アニュー帯広中央	0155-22-7669	帯広市西2条南7丁目20番地
アニュー北見	0157-25-1283	北見市北2条東1丁目 大槻ビル1F
アニュー新橋大通	0154-22-5766	釧路市新橋大通4丁目2-12
アニュー南大通	0142-25-4202	伊達市元町30
アニューちとせ	0123-42-8801	千歳市千代田町4丁目24 サイトービル1F
アニュー桜木	0144-74-8037	苫小牧市桜木町3丁目19-27
アニュー五稜郭	0138-55-0061	函館市本町17-1we'll 808ビル1F
アニュー函館中島	0138-56-7431	函館市千代台町12-19
アニュー湯川	0138-57-2892	函館市湯川町2丁目24-18
アニュー室蘭中島	0143-43-0731	室蘭市中島町3丁目19-4

青森県

青森県	TEL	住所
アニュー青森本店	017-723-5529	青森市古川2-8-6
アニュー橋本	017-735-3730	青森市橋本3-4-15 サカイビル1F
アニュー五所川原	0173-34-2036	五所川原市字大町16-8
アニュー小中野	0178-24-2393	八戸市小中野5-8-12
アニュー新桜木町	0178-46-0744	八戸市根城1-14-17
アニュー弘前	0172-36-8022	弘前市駅前2-6-6 菱上ビル1F

秋田県

秋田県	TEL	住所
アニューグリーンショップ	018-835-1797	秋田市千秋明徳町3-44 コーエンビル1F
アニュー土崎	018-845-2880	秋田市土崎港中央1-21-25
アニュー大館	0186-42-6526	大館市御成町2-19-26
アニュー大曲	0187-63-7865	大曲市通町5-1
アニュー花輪	0186-23-3308	鹿角市花輪字中花輪60-1
アニュー能代	0185-52-2279	能代市追分町3-13

アニュー本荘	0184-23-0100	本荘市上横町14
アニュー湯沢	0183-72-1472	湯沢市大町1-2-28
アニュー横手	0182-33-2593	横手市四日町3-9
アニュー鷹巣	0186-62-9088	北秋田郡鷹巣町東横町1-25

岩手県	TEL	住所
アニュー一関	0191-23-7362	一関市八幡町2-52
アニュー釜石	0193-22-1685	釜石市大町1-7-3
アニュー北上	0197-65-0480	北上市諏訪町2-4-41
アニュー水沢	0197-24-7124	水沢市寺小路2
アニュー青山	019-645-0899	盛岡市青山3-26-21
アニュー仙北駅前	019-636-1722	盛岡市仙北2-2-25
アニュー中の橋	019-654-2681	盛岡市神明町5-16
アニュー盛岡中央	019-654-4891	盛岡市中央通1-5-17 アーバンヒル中央1F
アニュー宮古	0193-64-1960	宮古市向町3-34

宮城県	TEL	住所
アニュー荒巻本沢	022-233-0668	仙台市青葉区荒巻本沢3-1-23
アニュー宮町	022-271-1850	仙台市青葉区宮町5-7-4
アニュー八幡	022-262-2020	仙台市青葉区八幡町3-2-9
アニュー南光台	022-252-7708	仙台市泉区南光台東1-2-16 アオキビル
アニュー長町	022-249-2997	仙台市太白区長町1-3-28
アニュー東仙台	022-299-3174	仙台市宮城野区東仙台1-7-1 ロイヤルヒルズ1F
アニュー荒町	022-223-3492	仙台市若林区荒町92
アニュー石巻	0225-94-2758	石巻市穀町15-8
アニュー岩沼	0223-22-5622	岩沼市中央2-5-6
アニュー気仙沼	0226-24-8259	気仙沼市神山7-2
アニュー塩釜	022-365-2944	塩釜市海岸通10-18
アニュー名取	022-384-5329	名取市増田3-3-23 クリスタルビル1 F
アニュー古川	0229-24-1787	古川市中里1-6-26
アニュー築館	0228-22-5093	栗原郡築館町伊豆1-4-24 相馬ビル

山形県	TEL	住所
アニュー酒田	0234-24-2828	酒田市二番町6-5
アニュー新庄	0233-22-7451	新庄市住吉町1-9
アニュー鶴岡	0235-24-4585	鶴岡市本町1-8-46
アニュー七日町	023-634-3578	山形市七日町1-2-48
アニュー米沢	0238-24-2381	米沢市中央1-3-10

福島県	TEL	住所
アニュー会津若松	0242-24-4771	会津若松市大町1-2-1
アニュー平	0246-21-2356	いわき市平字2-28-1 プラザ関内
アニュー深沢	024-932-1483	郡山市深沢2-8-4
アニュー白河	0248-24-1603	白河市中町24
アニュー須賀川	0248-76-1192	須賀川市大町76
アニュー原町	0244-24-5457	原町市栄町2丁目18

アニュー宮下	024-533-3062	福島市宮下町17-20
アニュー笹谷	024-558-5982	福島市笹谷字石田1-1

茨城県	TEL	住所
アニュー牛久	029-873-6169	牛久市南1-1-16石山ビル1F
アニュー西取手	0297-71-2855	取手市本郷2-12-8
アニュー多賀	0294-34-3267	日立市多賀町1-18-11レジデンスプラザ1F
アニュー勝田	029-272-6025	ひたちなか市表町8-9キャルズビル1F

栃木県	TEL	住所
アニュー宇都宮	028-633-8817	宇都宮市伝馬町2-19 佐藤ビル1F
アニュー平成通り	028-636-1188	宇都宮市東簗瀬1-34-6
アニュー下戸祭	028-650-5411	宇都宮市下戸祭2-9-5 レジデンス元町
アニュー小山	0285-23-8784	小山市本郷町2-7-41カースルグリーン1F

群馬県	TEL	住所
アニュー桐生	0277-45-0150	桐生市本町 3-4-30 KM館 1F
アニュー北高崎	0273-63-3141	高崎市飯塚町209-5 吉原ビル1F
アニュー前橋本町	027-221-9711	前橋市本町1-19-10

埼玉県	TEL	住所
アニュー上尾	048-772-4492	上尾市谷津2-2-17 スイングビル
アニュー岩槻駅前	048-758-4481	岩槻市本町3-1-7 長野ビル1 F
アニュー春日部	048-752-3797	春日部市粕壁東1-8-21角屋ビル1F
アニュー西川口	048-254-7779	川口市並木3-27-4
アニュー久喜	0480-24-0988	久喜市本町2-15-20
アニュー熊谷	048-526-9904	熊谷市筑波1-152
アニュー浦和西	048-865-5621	さいたま市浦和区仲町4-2-22 長井ビル1F
アニュー大宮三橋	048-647-1801	さいたま市大宮区三橋1-1342
アニュー新所沢	04-2994-8005	所沢市松葉町18-6 阿藤ビル
アニューわらび駅前	048-431-4551	蕨市中央3-4-1

東京都	TEL	住所
アニュー綾瀬	03-3603-6370	足立区綾瀬 2-26-1
アニュー尾久	03-3895-9379	荒川区東尾久6-5-6 グリーンマンション101
アニュー志村	03-5994-1016	板橋区志村2-6-13 小林セブンドメゾン1F
アニュー中板橋	03-3579-9925	板橋区中板橋14-13 オーケイ堂ビル1F
アニュー平井	03-3617-1437	江戸川区平井5-13-7三田ビル1F
アニュー蒲田	03-3736-0966	大田区蒲田4-31-1
アニュー新小岩	03-3654-8661	葛飾区新小岩1-22-10 トーアファンシービル
アニュー高砂	03-3650-7417	葛飾区高砂3-8-16
アニュー赤羽	03-3902-2260	北区赤羽2-46-5
アニュー東十条	03-3913-8549	北区東十条4-14-1 宇賀神ビル1F
アニュー大島	03-3636-3138	江東区大島7-22-17 ホークスビル1F
アニュー砂町	03-3615-2995	江東区北砂5-14-12
アニュー大森	03-5718-6361	品川区大井7-30-10 イマイズミビル1F

アニュー戸越銀座	03-3788-9116	品川区戸越1-17-9
アニュー西小山	03-3783-1860	品川区小山6-22-6
アニュー高田馬場	03-3227-1540	新宿区高田馬場3-37-4中村ビル
アニュー高円寺駅前	03-3310-1251	杉並区高円寺北2-11-10
アニュー曳舟	03-3616-6768	墨田区東向島2-26-13
アニュー経堂	03-3428-0499	世田谷区経堂2-25-12
アニュー千歳烏山	03-5384-6051	世田谷区南烏山6-29-6 栗原ビル1F
アニュー新井薬師	03-3387-5738	中野区上高田2-57-3 サンシャイン富士1F
アニュー鷺宮	03-3338-6193	中野区鷺宮3-18-7 沢栗ビル
アニュー弥生町	03-3373-6787	中野区弥生町1-56-4 SS第7ビル1F
アニュー大泉学園	03-3978-4731	練馬区東大泉1-31-1司ビル1F
アニュー桜台	03-3948-1742	練馬区桜台4-30-11岡村ビル103号
アニュー石神井	03-3996-6581	練馬区石神井町3-30-21サンパークコーポ1F
アニュー成増	03-3975-8028	練馬区旭町3-25-20
アニュー文京	03-3947-8929	文京区千石3-3-5 長島ビル1F
アニュー高輪	03-3445-6999	港区高輪2-20-23 高輪中央ビル1F
アニュー国立	042-574-3178	国立市東3-7-6 サーティーワン1F
アニュー一橋学園	042-346-7886	小平市学園東町2-6-38 第2金泉ビル1F
アニュー立川	042-540-2630	立川市高松町2-9-21 F企画本社ビル1F
アニューひばりヶ丘	0424-23-4320	西東京市ひばりヶ丘北3-7-14 メゾン・ウィステリア1F
アニュー八王子	0426-22-9160	八王子市本町8-1 河西ビル1F
アニュー豊田中央	042-587-3830	日野市多摩平2-5-4 ハミングバード多摩1F
アニュー府中	042-334-3889	府中市宮西町4-16-1 フレア443-1F
アニュー町田	042-721-9220	町田市中町1-16-11中島ビル1-A
アニュー吉祥寺	0422-23-8801	武蔵野市吉祥寺北町 1-30-1 シモコシビル1F
アニュー武蔵境	0422-53-5280	武蔵野市境2-3-21境中央市場

千葉県	TEL	住所
アニュー我孫子	04-7183-3751	我孫子市我孫子388-1
アニュー東我孫子	04-7182-7552	我孫子市東我孫子2-33-22
アニュー市川	047-326-2588	市川市新田5-4-20 松涛マンション
アニュー行徳	047-398-3825	市川市行徳駅前2-10-19
アニュー柏中央	04-7167-0408	柏市中央2-11-13 高市ビル1F
アニュー木更津	0438-25-5982	木更津市東中央2-10 鈴木ビル
アニュー志津	043-461-4357	佐倉市上志津1761-8
アニュー館山	0470-22-4756	館山市北条2578
アニュー西千葉	043-243-4680	千葉市中央区春日町1-21-15西千葉パーソナルハウス1F
アニュー江戸川台	04-7154-0355	流山市江戸川台東 2-14 小泉ビル
アニュー大久保	047-476-5565	習志野市本大久保 1-5-8
アニュー野田	04-7122-7014	野田市野田667
アニュー北習志野	047-462-0575	船橋市習志野台 2-7-1
アニュー新松戸	047-346-6525	松戸市新松戸 3-230 アーデンハイム大橋1F
アニュー茂原	0475-22-1651	茂原市千代田1-6 そごうサンベール街107号
アニュー八千代台	047-486-3147	八千代市八千代台東1-17-2 ツカサビル

神奈川県

神奈川県	TEL	住所
アニュー金沢文庫	045-786-5305	横浜市金沢区寺前町1-9-4 竹内マンション1F
アニュー上大岡	045-843-2401	横浜市港南区上大岡東2-42-15
アニュー三ツ境	045-361-7339	横浜市瀬谷区三ツ境20-27 三ツ境ワールドグリーンビル
アニュー鶴見	045-582-9855	横浜市鶴見区豊岡町6-16 エミネンス大本山ビル1F
アニュー上星川	045-383-5650	横浜市保土ヶ谷区上星川3-7-20
アニュー中山	045-931-9509	横浜市緑区中山町113 ジョイプラザグリーンベル1F
アニュー弘明寺	045-742-4415	横浜市南区通町4-119 神奈中弘明寺ビル1F
アニュー川崎	044-245-0174	川崎市川崎区渡田向町19-4
アニュー向ヶ丘遊園	044-922-8796	川崎市多摩区東生田1-14-5
アニュー平間	044-555-7174	川崎市中原区田尻町33-2 本吉ビル1F
アニュー元住吉	044-753-2670	川崎市中原区井田中ノ町20-11 中島ビル1F
アニュー本厚木	046-229-9162	厚木市泉町10-4 ゆうやけこやけビル1F
アニュー伊勢原	0463-94-8843	伊勢原市桜台1-12-3 小瀬村ビル1F
アニュー相模原	042-759-0264	相模原市相模原6-16-10
アニュー相模大野	042-746-5088	相模原市相模大野5-27-4 和興ビル1F
アニュー茅ヶ崎	0467-87-6395	茅ケ崎市共恵 1-4-18 アイランドコア湘南1F
アニュー藤沢	0466-26-8831	藤沢市藤沢1015-17 藤沢Ｆビル1F
アニュー南林間	046-277-3193	大和市南林間1-7-11タカハシビル1F
アニュー衣笠	046-851-3291	横須賀市公郷町2-7-27 一色マンション

山梨県

山梨県	TEL	住所
アニュー甲府太田町	055-232-6690	甲府市太田町4-5

長野県

長野県	TEL	住所
アニュー上田	0268-26-0788	上田市中央2-12-9
アニュー長野中央	026-228-2933	長野市北石堂町1398
アニュー松本	0263-33-1113	松本市中央3-8-28清水ビル102

新潟県

新潟県	TEL	住所
アニュー小針	025-232-6311	新潟市小針6-23-11
アニューふるまち	025-222-1220	新潟市西堀通り5-855-5 日東ビル1F
アニュー新発田	0254-23-6078	新発田市本町2-1-4
アニュー高田	025-525-7144	上越市本町5-3-24 富選ビル1F
アニュー長岡	0258-36-9313	長岡市東坂之上2-6-5
アニュー新津	0250-23-2191	新津市本町2-6-35

富山県

富山県	TEL	住所
アニュー高岡	0766-21-0983	高岡市末広町14-25
アニュー富山	076-433-5897	富山市北新町1-1-10
アニュー南富山	076-493-5798	富山市大町2区287
アニュー福野	0763-22-7740	南砺市福野町やかた116 FCCマンション

石川県

石川県	TEL	住所
アニュー有松	076-245-4522	金沢市泉本町1-7-2
アニュー金沢駅西	076-232-7081	金沢市駅西新町1-4-1 ロイヤルコート駅西106

アニュー幸町	076-262-2475	金沢市菊川2-25-1 アーバンガーデン思案橋1F
アニュー小松	0761-23-1214	小松市土居原町180-1

福井県	TEL	住所
アニュー勝山	0779-87-0231	勝山市元町1-8-21
アニュー鯖江	0778-51-5925	鯖江市旭町2-3-6 山田ビル
アニュー武生	0778-22-9622	武生市蓬莱町2-16
アニュー敦賀	0770-23-2070	敦賀市中央町1-13-40 中央ビル1F
アニュー福井花月	0776-25-0240	福井市花月4-4-15 伊藤硝子ビル1F

岐阜県	TEL	住所
アニュー大垣駅前	0584-81-0405	大垣市高屋町2-1 伊藤ビル1F
アニュー柳ケ瀬	058-266-6782	岐阜市徹明町通4-14-3 さらしのビル1F
アニューオーガニックファーム	058-276-1515	岐阜市加納本石町3-7
アニュー長良	058-294-5861	岐阜市長良北町3-2-8 寿喜屋ビル1F
アニュー高山	0577-36-4783	高山市本町4-8
アニュー多治見	0572-23-1177	多治見市本町4-23

静岡県	TEL	住所
アニュー伊東	0557-38-2922	伊東市松川町3-10
アニュー磐田	0538-37-5130	磐田市中泉町591-1 イーストスクエアビル
アニュー小鹿	054-284-1128	静岡市小鹿1-19-13
アニュー宮ケ崎	054-255-3558	静岡市宮ケ崎町95-2
アニュー辻町	0543-64-4056	静岡市清水辻2-12-7
アニュー裾野	055-993-2184	裾野市平松436-3
アニュー沼津	055-962-3793	沼津市大手町5-13-3
アニューげんもく	053-458-6401	浜松市元目町121-9
アニュー住吉	053-473-2418	浜松市住吉3-4-8
アニュー領家	053-465-6554	浜松市領家2-11-12
アニュー吉原	0545-51-5041	富士市吉原3-3-16 ベルモビル
アニュー藤枝	054-644-5110	藤枝市藤枝4-2-11
アニュー富士宮	0544-26-0503	富士宮市大宮町8-3
アニュー三島	055-972-2348	三島市本町12-20
アニュー焼津本町	054-627-8098	焼津市本町3-4-12
アニュー大須賀	0537-48-5351	小笠郡大須賀町横須賀536
アニュー榛南	0548-24-1414	榛原郡榛原町細江1487-1

愛知県	TEL	住所
アニュー平安通	052-914-6703	名古屋市北区若葉通り3-19 谷口ビル102
アニュー川名	052-834-3174	名古屋市昭和区広路通8-13 グレース川名1F
アニュー池下	052-763-7451	名古屋市千種区高見2-4-9
アニュー下之一色	052-303-6007	名古屋市中川区一色新町3-1405
アニュー中村	052-412-7002	名古屋市中村区豊国通1-16 木村ビル1F
アニュー浄心	052-531-7281	名古屋市西区城西4-28-23 和光ビル
アニュー新瑞	052-841-3328	名古屋市瑞穂区洲山町2-24-6 ホーメスト新瑞
アニュー鳴海	052-622-6177	名古屋市緑区六田1-150 六田ビル1F

アニュー東海通	052-651-6236	名古屋市港区東海通3-6-1
アニュー笠寺	052-811-8931	名古屋市南区笠寺町字西之門57第2メゾン樹海1F
アニュー小幡	052-792-0046	名古屋市守山区新城10-5 三光ビル
アニュー一宮	0586-24-3391	一宮市本町4-9-20
アニュー稲沢	0587-34-1884	稲沢市松下2-5-2
アニュー大府	0562-47-5324	大府市中央町5-45
アニュー岡崎	0564-22-4469	岡崎市伝馬通2-49
アニュー三郷	0561-54-4311	尾張旭市三郷町中井田49
アニュー勝川	0568-33-7707	春日井市八光町1-17 ハートピア八光1F
アニュー春日井	0568-89-3777	春日井市上条2-39-1
アニュー江南	0587-54-3396	江南市古知野桃源59 サンライズ第2ビル
アニュー知多	0562-33-5226	知多市清水ヶ丘1-1202 芳正ビル
アニュー知立駅前	0566-82-6400	知立市新地町西新地 27-2 神谷ビル1F
アニュー津島	0567-24-0559	津島市藤里町1-7-1 米松ビル
アニュー常滑	0569-34-8649	常滑市栄町2-58 ライスビル
アニュー豊田	0565-33-2162	豊田市月見町1-8-7　新豊田ステーションビル1F
アニュー豊橋南	0532-48-7715	豊橋市小松町198-2
アニュー半田	0569-23-3659	半田市北末広町27-2
アニュー碧南	0566-42-3991	碧南市栄町4-1
アニュー弥富	0567-67-0434	海部郡弥富町大字鯏浦南前新田47

三重県	TEL	住所
アニュー伊勢	0596-23-5841	伊勢市本町6-13 つやだビル1F
アニュー益生	0594-25-1038	桑名市馬道1-60
アニュー鈴鹿	0593-79-0322	鈴鹿市算所2-9-19
アニュー津本町	059-224-1568	津市本町22-12 渡辺ビル1F
アニュー松阪日野町	0598-23-3339	松阪市日野町587-1
アニュー笹川	0593-21-6218	四日市市室山町字八幡1542第3宮脇笹川ハイタウン
アニュー富田駅前	0593-64-1086	四日市市富田1-24-38
アニュー三重	0593-33-1443	四日市市三重1-451-2

滋賀県	TEL	住所
アニュー唐橋	077-534-5225	大津市鳥居川町6-30 山善ビル1F
アニュー膳所	077-526-0872	大津市馬場2-11-15 平賀ビル1F
アニュー草津	077-565-0063	草津市若竹町1-5 センタービル1F
アニュー彦根	0749-26-2582	彦根市長曽根南町448-6 光和ビル

京都府	TEL	住所
アニュー帷子ノ辻	075-882-2633	京都市右京区太秦帷子ノ辻町26-3 エクセドール1F
アニュー吉田	075-751-2566	京都市左京区聖護院東町1-7
アニュー七条	075-315-3136	京都市下京区西七条西久保町1番地 コーポサニー1F
アニュー円町	075-801-9160	京都市中京区西ノ京中御門東町138 紀之国屋ビル1F
アニュー桂	075-392-5044	京都市西京区川島寺田町17-5 タナカビル1F
アニュー稲荷	075-531-6755	京都市東山区本町21-462-5 メゾンラメール1F
アニュー東山	075-541-5702	京都市東山区松原通大和大路西入弓矢町23 松原ユナイトハイツ1F

アニュー竹田	075-602-0738	京都市伏見区鳥羽町698 MST清久ビル1F
アニュー羅生門	075-681-8927	京都市南区唐橋羅城門町50 シャトー羅城門
アニュー山科	075-502-3387	京都市山科区竹鼻西ノ口町35-1 山科館1F
アニューおぐら	0774-24-4771	宇治市小倉町西浦74-2 大同小倉ビル1F
アニューかめおか	0771-22-7004	亀岡市追分町大堀68 第1クニッテル会館1F
アニュー福知山	0773-23-7072	福知山市南栄町41番地 山陰ガスビル1F
アニュー東舞鶴	0773-64-3974	舞鶴市大字浜小字浜458
アニュー東向日	075-933-6143	向日市寺戸町殿長17 K&Cコート1F

大阪府

大阪府	TEL	住所
アニューあべの	06-6623-1108	大阪市阿倍野区昭和町1-20-1 朝日プラザ1F
アニュー野江	06-6930-4957	大阪市城東区成育1-8-1
アニューあびこ	06-6697-7897	大阪市住吉区苅田7-4-10 エクセルライフ我孫子1F
アニュー粉浜	06-6673-3035	大阪市住吉区長峡町6-12 メゾン森重
アニュー野里	06-6473-8289	大阪市西淀川区野里1-7-38 エバーヒルズ1F
アニュー淡路	06-6370-9405	大阪市東淀川区東淡路4-21-26 東淡路豊源ビル1F
アニュー市岡	06-6584-0043	大阪市港区市岡元町3-1-3
アニュー三国	06-6391-6296	大阪市淀川区東三国5-15-14 ベルサンテビル1F
アニュー泉佐野	0724-64-9243	泉佐野市栄町2-12
アニュー茨木	072-622-4047	茨木市駅前3-2-5 両泉ビル1F
アニュー門真	06-6900-4428	門真市新橋町6-12 エクセレント清蒴1F
アニュー春木	0724-45-1724	岸和田市春木旭町9-19
アニュー鳳	072-272-3621	堺市鳳東町5-435
アニュー堺東	072-221-1408	堺市一条通15-18 大成ビル1F
アニュー吹田	06-6317-5545	吹田市朝日町27-6 クィーンハイツ1F
アニュー住道	072-873-6325	大東市赤井1-15-23
アニュー高槻	072-681-7765	高槻市北園町1-24
アニューおかまち	06-6855-5103	豊中市中桜塚2-18-8 丸正ビル1F
アニュー庄内	06-6334-1142	豊中市庄内東町5-1-23
アニュー香里	072-834-8128	寝屋川市香里南之町8-19 旭マンション109
アニュー古市	0729-57-5318	羽曳野市栄町5-7 栄ビル1F
アニュー瓢箪山	0729-84-0439	東大阪市瓢箪山町6-17 セジュール瓢箪山1F
アニュー布施	06-6787-5985	東大阪市足代北2-2-17
アニュー若江岩田	06-6725-5577	東大阪市岩田町3-12-34
アニュー枚方	072-847-8756	枚方市禁野本町1-18-4 杉浦ビル1F
アニュー藤井寺	0729-39-0692	藤井寺市藤井寺1-19-5 信光プラザ1F
アニュー松原	072-335-6343	松原市天美南3-8-24
アニュー八尾	0729-96-3517	八尾市北本町2-12-32

兵庫県

兵庫県	TEL	住所
アニュー板宿	078-733-6174	神戸市須磨区飛松町3-2-5-101 中田ビル1F
アニュー星陵台	078-709-9325	神戸市垂水区霞ヶ丘7-4-30 サンライズビル1F
アニュー湊川	078-521-2394	神戸市兵庫区湊川町4-8-14 メゾンドール湊川1F
アニュー明石	078-911-9151	明石市本町2-5-10
アニュー西明石	078-924-6317	明石市西明石南町1-10-20 サングレス南町1F
アニュー芦屋	0797-38-2941	芦屋市大桝町2-2

アニュー小田	06-6481-7914	尼崎市長洲東通1-8-33
アニュー塚口	06-6421-6379	尼崎市塚口町1-14-3 ハウゼ114-1F
アニュー伊丹	072-772-8923	伊丹市昆陽東 4丁目 13番 1-108号
アニュー洲本	0799-23-1196	洲本市物部1-4-30 第2末央ビル1F
アニュー高砂中央	0794-43-5469	高砂市高砂町浜田町1-11-15
アニュー宝塚	0797-72-4111	宝塚市小林5-13-47
アニュー竜野	0791-62-3275	龍野市龍野町堂本227-1西村ビル1F
アニュー今津	0798-34-1972	西宮市今津曙町3-3 曙ハイツ1F
アニュー姫路	0792-82-1671	姫路市本町68-290 イーグレひめじ1F

奈良県	TEL	住所
アニュー奈良学園前	0742-44-0142	奈良市中山町西 1-730-1 ブレバリービル1F
アニュー大和郡山	0743-52-4691	大和郡山市南郡山町198-1 片山マンション1F
アニューたかだ	0745-53-6573	大和高田市片塩町6-10 ホワイトビル1F
アニュー中山台	0745-32-7690	北葛城郡河合町中山台2-1-1 セジュール中山台

和歌山県	TEL	住所
アニュー田辺	0739-25-2944	田辺市湊1006-10
アニュー市駅前	073-433-1673	和歌山市橋丁18番地

鳥取県	TEL	住所
アニュー境港	0859-44-1148	境港市元町1
アニュー鳥取	0857-24-1451	鳥取市川端1-205外3筆
アニュー米子	0859-32-7101	米子市角盤町1-27-10

島根県	TEL	住所
アニュー益田	0856-24-1210	益田市常盤町3-28 大賀ビル1F

岡山県	TEL	住所
アニュー岡南	086-263-4791	岡山市あけぼの町20-8 藤ビル1F
アニュー奥田	086-233-2479	岡山市奥田本町16-28
アニュー益野	086-944-2740	岡山市可知1-63-1
アニュー門田	086-272-0155	岡山市門田屋敷1-9-29
アニュー北方	086-221-7718	岡山市中井町1-1-11 リラ中井ビル1F
アニュー西大寺	086-943-8248	岡山市西大寺中1-2-18
アニュー西口	086-254-1510	岡山市奉還町3-1-30
アニュー笠岡	0865-63-6091	笠岡市中央町 33-3 ちどりビル1F
アニュー倉敷中央	086-426-6701	倉敷市阿知2-19-33
アニュー小溝	086-466-1449	倉敷市中島2633-2
アニュー水島	086-448-7929	倉敷市水島東栄町9-8
アニュー玉野中央	0863-32-1505	玉野市宇野1-30-6
アニュー津山	0868-22-1635	津山市小性町6江川ビル1F

広島県	TEL	住所
アニュー可部	082-815-3978	広島市安佐北区可部3-38-34
アニュー古市橋	082-876-2041	広島市安佐南区大町東1-11-6 ツインズ大町1F

アニュー五日市	082-921-5058	広島市佐伯区五日市中央4-16-6
アニュー舟入	082-233-8421	広島市中区舟入南2-7-17
アニュー己斐	082-273-4141	広島市西区己斐本町1-25-11
アニュー横川	082-294-2216	広島市西区横川町3-10-21奥田マンション1F
アニュー戸坂	082-229-3912	広島市東区戸坂山崎町8-6 OMビル1F
アニュー旭町	082-254-8331	広島市南区旭2-14-9
アニュー仁保	082-287-0580	広島市南区仁保新町1-9-11 深山ビル1F
アニュー大竹	0827-52-5611	大竹市新町2-3-8
アニュー尾道	0848-22-3813	尾道市土堂1-5-19
アニュー広	0823-71-7668	呉市広本町3-19-22 進藤ビル1F
アニュー呉本通り	0823-21-1694	呉市本通1-2-16 四方ビル1F
アニュー焼山	0823-34-0431	呉市焼山中央1-15-19 焼山中央ビル1F
アニュー竹原	0846-22-9653	竹原市中央1-8-1
アニュー廿日市	0829-32-8761	廿日市市廿日市1-6-9
アニュー東広島	082-424-1271	東広島市西条岡町8-23 アライビル102号
アニューかすみ	084-924-8411	福山市霞町1-1-26 モリノビル1F
アニュー府中	0847-41-2271	府中市府川町8-9
アニュー三原	0848-64-6215	三原市港町3-2-18
アニュー安芸府中	082-282-8411	安芸郡府中町宮の町2-11-11
アニュー海田	082-823-4160	安芸郡海田町窪町4-51

山口県	TEL	住所
アニュー岩国	0827-22-9736	岩国市麻里布町3-4-1
アニュー宇部	0836-35-6815	宇部市中央町2-11-29
アニュー小野田	0836-83-0902	小野田市中央2-1-1 神和ガーデン1F
アニュー下松	0833-43-8891	下松市西豊井1589-2 相本ビル1F
アニュー下関	0832-32-2759	下関市竹崎町 2-11-8 霧島ビル1F
アニュー徳山	0834-31-3631	周南市糀町1-13
アニュー防府	0835-21-8341	防府市栄町1-6-40
アニュー柳井	0820-23-3851	柳井市中央2-6-5
アニュー湯田	083-932-2077	山口市湯田温泉1-10-4

徳島県	TEL	住所
アニュー富田橋	088-654-0151	徳島市富田橋2-7-1
アニュー鳴門	088-685-1087	鳴門市撫養町斎田字大堤16-4

香川県	TEL	住所
アニュー亀岡	087-835-0298	高松市亀岡町9-17 稲井ビル１階
アニュー屋島	087-844-3591	高松市高松町2506-3 松田第1ビル1F
アニュー栗林	087-834-2725	高松市栗林町2-16-17 メゾン栗林1F
アニュー丸亀	0877-24-1776	丸亀市城西町2-8-15 キヘエビル1F

愛媛県	TEL	住所
アニュー伊予	089-982-3945	伊予市下吾川1512
アニュー宇和島	0895-24-4817	宇和島市新町1-704 坂本水産ビル1F
アニュー西条	0897-55-0081	西条市大町1504 伊藤食肉ビル1F

アニュー新居浜	0897-32-2895	新居浜市徳常町2番 サントスビル1F
アニュー松山市駅	089-932-8320	松山市花園町4-11吉田ビル1F
アニュー松山本町	089-926-2275	松山市本町6-7-4 本町中央ビル1F
アニュー余戸	089-974-1572	松山市余戸東2-13-43
アニュー八幡浜	0894-22-2703	八幡浜市新町3丁目ユウトラビル1F

高知県	TEL	住所
アニュー愛宕	088-872-4921	高知市愛宕町1-9-11
アニュー上町	088-824-7391	高知市上町4-3-5

福岡県	TEL	住所
アニューにわとりはうす	092-843-8287	福岡市早良区西新5-1-23 第2山口ビル1F
アニュー小笹	092-525-2500	福岡市中央区小笹3-4-1 竹末第2ビル1F
アニュー香椎	092-672-0281	福岡市東区香椎駅前2-11-22
アニュー井尻	092-574-4748	福岡市南区井尻3-12-11 アビタシオンサカエ1F
アニュー小倉	093-931-7131	北九州市小倉北区昭和町14-16
アニュー徳力	093-962-0214	北九州市小倉南区守恒2-1-37
アニュー門司	093-381-7480	北九州市門司区柳町1-6-9
アニュー門司港	093-332-2673	北九州市門司区栄町5-6
アニュー黒崎	093-631-6808	北九州市八幡西区熊手2-1-6　1番街ビル1F
アニュー三ヶ森	093-612-6766	北九州市八幡西区三ヶ森1-6-3
アニュー若松	093-751-3407	北九州市若松区本町3-9-29
アニュー飯塚	0948-21-4156	飯塚市本町7-23
アニュー下大利	092-571-8846	大野城市下大利1-13-12 舞ビル1F
アニュー四ツ山	0944-51-0326	大牟田市三里町3-5-17 ウインライトビル1F
アニュー大牟田	0944-51-1531	大牟田市新栄町3-5
アニュー春日原	092-572-8088	春日市春日原東町2-6
アニュー久留米	0942-34-2875	久留米市東町1-37 大久保ビル1F
アニュー田川	0947-46-3580	田川市伊田町9-22
アニュー二日市	092-924-3471	筑紫野市二日市中央3-6-5 ルポ二日市1F
アニュー明治町通り	0949-28-3023	直方市古町1-17 ふじひろビル1F
アニュー前原	092-323-0214	前原市前原中央2-5-12 第三丸一ビル1F
アニュー自由ヶ丘	0940-32-8877	宗像市自由ヶ丘2-1090-54
アニュー福間	0940-43-5741	宗像郡福間町中央6-11-40

佐賀県	TEL	住所
アニュー唐津	0955-75-5590	唐津市船宮町2585-14
アニュー神野	0952-31-0838	佐賀市神野東3-7-17

長崎県	TEL	住所
アニュー佐世保	0956-25-3323	佐世保市京の坪町9-18
アニュー住吉	095-848-5898	長崎市若葉町10-4 桜井ビル1F

熊本県	TEL	住所
アニュー帯山	096-385-6032	熊本市帯山3-17-10 レジデンス帯山1F

アニュー水道町	096-351-2527	熊本市水道町7-4 サンリヴ水道町第3ビル1F
アニュー良町	096-378-9795	熊本市良町2-4-8 パールハイム1F
アニュー健軍	096-368-5105	熊本市若葉3-5-44
アニュー玉名	0968-74-4476	玉名市中字前38-3
アニュー人吉	0966-22-2214	人吉市中青井町字萩原287-15
アニュー本渡	0969-23-6292	本渡市栄町1-9
アニュー八代	0965-34-3550	八代市袋町1-29

大分県	TEL	住所
アニュー竹町	097-532-0372	大分市中央町3-5-20
アニュー日田	0973-23-6154	日田市三本松1-31-2
アニュー別府	0977-26-4040	別府市元町6-27

宮崎県	TEL	住所
アニュー延岡	0982-31-1653	延岡市幸町2-96 いろはビル1F
アニュー神宮駅前	0985-29-9293	宮崎市神宮東3-6-5 ステーションコーポ102
アニュー大塚	0985-52-2973	宮崎市大塚町馬場崎3576-2

鹿児島県	TEL	住所
アニュー荒田	099-257-3560	鹿児島市荒田2-9-3 丸田ビル1F
アニュー上竜尾	099-248-3486	鹿児島市上竜尾町4-21
アニュー谷山	099-269-7225	鹿児島市谷山中央1-4120-1 鮫島ビル
アニュー串木野	0996-32-3940	串木野市元町161-1
アニュー川内	0996-23-9623	薩摩川内市西向田町8-16
アニュー枕崎	0993-72-8791	枕崎市折口町13
アニュー加治木	0995-63-0446	姶良郡加治木町本町117

沖縄県	TEL	住所
アニュー糸満	098-994-0259	糸満市字糸満1006-1
アニュー浦添	098-879-5718	浦添市宮城4-1-6 シャンテ比嘉1F
アニューコザ中央	098-939-6626	沖縄市中央2-6-59
アニューコザ南	098-933-5424	沖縄市山里1-2-7
アニュー宜野湾	098-898-5025	宜野湾市真栄原3-4-3
アニュー具志川	098-973-3917	具志川市安慶名422-4
アニュー名護	0980-52-5283	名護市大南1-4-9
アニュー鳥堀	098-885-3243	那覇市首里汀良町1-18
アニュー寄宮	098-853-5204	那覇市寄宮2-35-40
アニュー与那原	098-945-0140	島尻郡与那原町字与那原380-4
アニュー嘉手納	098-956-6081	中頭郡嘉手納町字嘉手納270-19

◉著者について

久司道夫（くし みちお）

マクロビオティックの世界的権威。「アメリカのシュバイツァー」とも称される、欧米で最も有名な日本人の一人。

1926年和歌山県生まれ。東京大学法学部政治学科卒業、同大学院修了。1949年渡米、コロンビア大学大学院政治学科に入学。ニューヨーク五番街とタイムズ・スクエアに立ち、自問と執拗なまでの人間観察の後に、平和問題は政治機構を超えて人類を健康と平和な人間性に進化させることが最も大切であることを確認。そのためには環境と食物を正すことが必要であることを発見し、各国の食文化、東洋、西洋の伝統食などを検討し始める。その後、1951年に渡米したアヴェリーヌ偕子夫人（1923-2001年）と共に、穀菜食を中心とするマクロビオティック標準食を編成し、過去50年にわたり全米を中心とした教育啓蒙活動を精力的におこなってきた。二人の起こしたムーブメントはアメリカの自然食やオーガニックフード運動を引き起こし、現在ではその活動はアメリカ、カナダのみならず、ヨーロッパのすべての国々、アジアの数カ国におよび、年に数百の講演会、セミナー、研修会等を世界各地で展開する。日本では2000年に米国久司学院の料理講座（KIIX）が開設され、多くの人々がクシマクロビオティック理論と料理法を学んでいる。英文著作は50冊以上、小冊子は数十点が出版され、その多くが数カ国語に訳され欧米各地に普及している。クシマクロビオティックにより各種の病気から快復した欧米人は数万にのぼり、そのなかには医学的に不治の病気も多数含まれるため、ハーバード大学医学部その他の研究機関の研究対象になっている。1995年、国連著作家協会より優秀賞を、ロードアイランド上院より表彰状を授与される。同年、ホテルチェーン「リッツカールトン」がクシヘルスメニューを導入する。1999年、米国国立歴史博物館（スミソニアン博物館）にクシファミリーコレクションとして業績を代表する各種出版物や資料が収蔵され、アメリカの歴史資料として永久保存されることが決定する。

マクロビオティックが幸福《こうふく》をつくる

◉著者
久司道夫《くしみちお》

◉発行日
初版第4刷　2009年2月10日

◉発行者
田中亮介

◉発行所
株式会社 成甲書房

郵便番号101-0051
東京都千代田区神田神保町1-42
振替00160-9-85784
電話 03(3295)1687
E-MAIL mail@seikoshobo.co.jp
URL http://www.seikoshobo.co.jp

◉印刷・製本
中央精版印刷 株式会社

初版第1刷発行 2005年5月

Printed in Japan, 2005
ISBN978-4-88086-178-4